Aurélie Salvador

Naturopathie

Cahier de Vacances

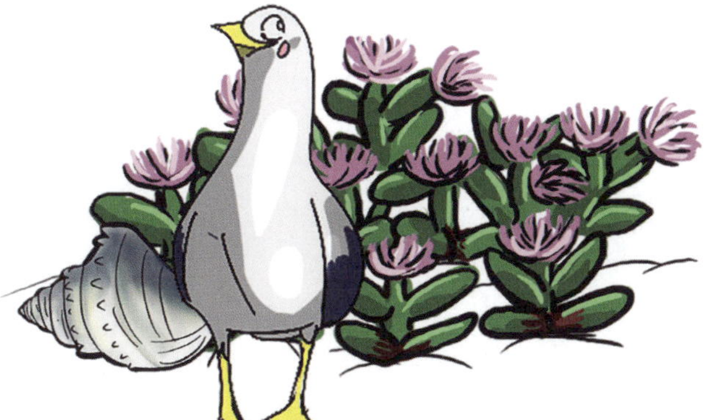

2023
Éditions Alliance Magique

Éditions Alliance Magique

www.alliance-magique.com

Retrouvez-nous sur les réseaux sociaux

Facebook @Alliance.Magique
Twitter @AllianceMagique
Instagram @alliancemagique

Crédits :

Sous la direction de : Laura Garuet-Lempirou
Coordination éditoriale : Océane Richard
Création graphique : Anaïs Cousinou
Mise en page : Gaëlle Mas
Couverture : Gaëlle Mas et Loanna Triffaut
Correction : Célie Charlier et Margaux Liaudet
Illustrations couverture : Stéphanie Gras, Julie Bonsignori, Shutterstock : struvictory. iStock : smile3377, Riva, max_776

ISBN : 978-2-36736-179-6
Dépôt légal : 2e trimestre 2023
Imprimé en France par TypoLibris

Une marque du groupe éditorial Piktos.
355, rue de la Montagne-Noire — 31750 Escalquens
contact@piktos.fr

Sommaire

Introduction

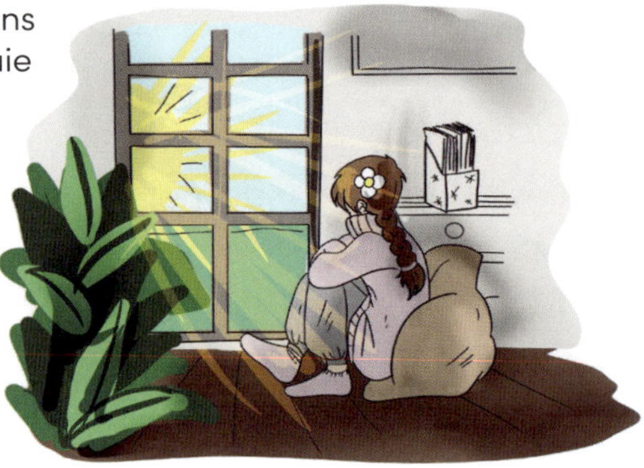

Depuis l'origine du monde, l'être humain est dans une recherche perpétuelle de la santé et s'appuie sur la nature, qui a tant à nous enseigner et à nous offrir !
C'est de cette exploration qu'est née la naturopathie.
Par principe, la naturopathie est une approche préventive qui, par la pratique d'une bonne hygiène de vie, nous permet de réduire au minimum les risques de maladies. C'est cette conscience-là qui nous pousse à prendre en main notre santé.
Une bonne hygiène de vie ne suppose pas forcément des règles strictes. C'est à chacun de faire ce qui lui correspond le mieux, ce qui nécessite de s'observer pour bien se connaître. Le naturopathe n'est là que pour apporter ses conseils.
La naturopathie nous révèle notre pouvoir sur notre santé, dans la prévention, mais également pour soulager nos maux.

Pour cela, on observe l'hygiène de vie au sens large :
- l'alimentation ;
- le sommeil ;
- l'équilibre émotionnel ;
- l'activité physique, etc.

Et on s'appuie sur diverses médecines naturelles comme :
- la phytothérapie ;
- les bienfaits de l'eau, etc.

Grâce à ce cahier, je vous propose de découvrir ou d'approfondir ce qu'est la naturopathie, d'apprendre à mieux vous connaître, et d'avoir des clés à appliquer au quotidien pour soutenir votre santé et votre bien-être.

Mon expérience de la naturopathie

Je suis tombée dedans toute petite sans jamais réellement la nommer. J'ai eu la chance de grandir avec des grands-parents qui connaissaient les plantes, connectés à la terre, que ce soit pour s'alimenter ou se soigner. J'ai appris qu'avoir une vie calquée sur les rythmes de la nature nous apporte un équilibre essentiel.
Ces expériences m'ont inspirée mon premier livre, Bien-être naturel, que j'ai écrit quand j'avais 11 ans. En vérité, il est assez pauvre, mais je le garde précieusement, car il me rappelle que les rêves sont faits pour se réaliser et que ce qui m'anime aujourd'hui à toujours été là !
D'ailleurs, à cet âge-là, je n'avais pas idées que ces connaissances puissent devenir un métier et c'est à mes 21 ans, ressentant un besoin vital de me sentir alignée, que je me suis formée pour enfin exercer le métier de mes rêves : naturopathe.

Avis important

Les informations contenues dans ce cahier ne peuvent pas remplacer un avis et/ou traitement médical.

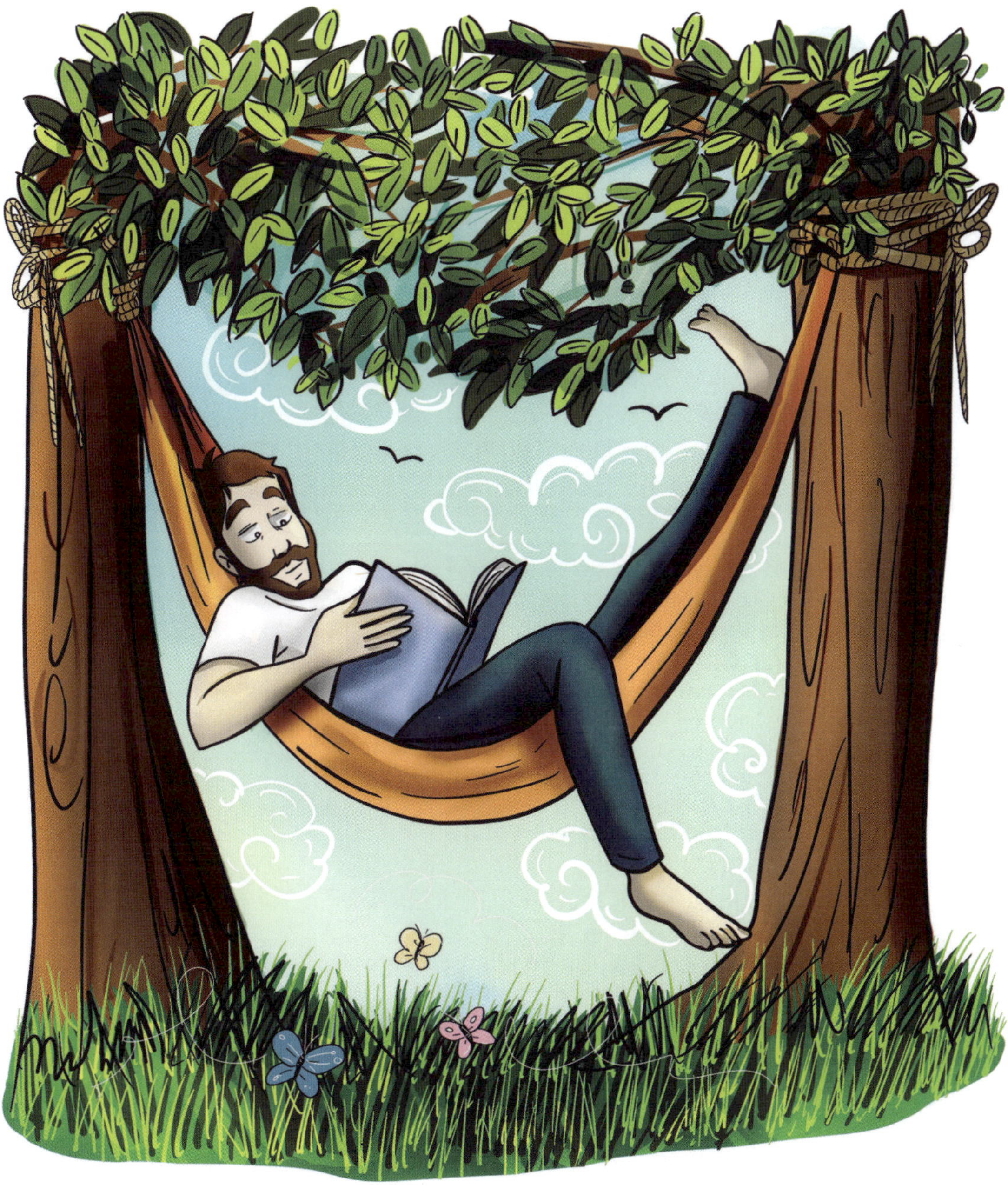

Chapitre 1

Les principes fondamentaux de la naturopathie

Commençons par son origine !

On ne peut pas parler de naturopathie sans parler d'Hippocrate, ce philosophe et médecin grec né en 460 avant Jésus-Christ, le premier à lier le mode vie et d'alimentation aux troubles du corps. C'est en cela qu'il est considéré comme le père de la médecine moderne. La naturopathie s'inspire encore énormément de ses théories, parmi lesquelles on retrouve les célèbres citations :

- Que ton aliment soit ta seule médecine.
- L'homme doit harmoniser le corps et l'esprit.
- La force qui est en chacun de nous est notre plus grand médecin.
- Si tu es malade, recherche d'abord ce que tu as fait pour le devenir.

Qu'est-ce que la naturopathie ?

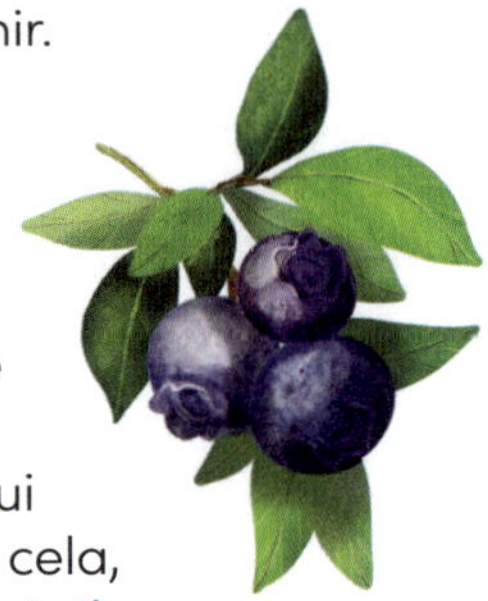

J'aime bien dire que la naturopathie est un art de vivre qui a pour but de donner à l'être humain la possibilité d'être en bonne santé, grâce à une hygiène de vie saine et adaptée à sa personne. L'objectif étant le maintien d'une bonne santé et la prévention des maladies.

Dans cette optique, le naturopathe devient un éducateur de santé qui nous conseille et, si besoin, nous corrige sur notre mode de vie. Pour cela, il s'appuie sur différentes techniques naturelles, telles que l'alimentation, la phytothérapie, l'exercice physique, la relaxation...

Cette approche est holistique, on considère la personne dans sa globalité : tant le corps physique, le plan émotionnel, avec la gestion de ses émotions, que le plan mental et spirituel. Chacun de ces plans a une influence sur les autres ; notre bien-être dépend donc de l'harmonie de tous nos corps.

Le corps humain, cette machine bien faite !

Notre organisme est programmé pour être en bonne santé, pour résister aux agressions, tout cela grâce à notre force vitale qui commande toutes les fonctions organiques du corps. Cet équilibre est appelé l'homéostasie.

Ce processus physiologique s'occupe du bon fonctionnement de l'organisme.

Il maintient à des valeurs normales les constantes vitales, comme la température corporelle, la pression artérielle, la composition chimique du sang, l'équilibre acido-basique... et ce malgré les changements extérieurs.

Chez les organismes sains, il se déroule de façon stable et automatique. En revanche, si l'homéostasie échoue, l'organisme peut tomber malade, voire mourir.

Pour éviter les dysfonctionnements, les systèmes homéostatiques détectent les signaux du corps qui permettent d'identifier et de corriger d'éventuelles perturbations.

L'organisme compte six systèmes homéostatiques :

- Le système nerveux.
- Le système immunitaire.

- Le système hormonal.
- Le système circulatoire.
- Le système métabolique.
- Le système électrolytique.

Dans le cas d'un déséquilibre, en naturopathie on va donc chercher à rétablir l'homéostasie du corps, afin de permettre son processus d'autoguérison.

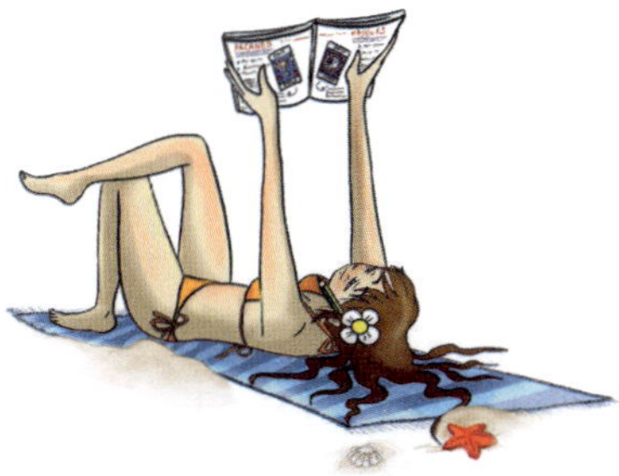

Les cinq piliers de la naturopathie

Le vitalisme : la force vitale

Le vitalisme est la base commune à de nombreuses médecines traditionnelles, appelé différemment selon les cultures. Par exemple, en ayurvéda on parlera de Prana, et en médecine chinoise, de Chi. Il s'agit tout simplement de l'énergie présente en chacun de nous. C'est elle qui régule le fonctionnement de notre organisme.
La naturopathie respecte et favorise l'énergie vitale, l'intelligence biologique qui gère les métabolismes toujours au mieux pour la personne. Le naturopathe ne guérit pas, il accompagne humblement la capacité d'autoguérison du corps.

Le causalisme : la cause profonde

Le causalisme est une méthode propre au naturopathe qui vise à chercher l'origine de la maladie. Le naturopathe s'occupe de la cause et non du symptôme, qu'il considère comme l'expression d'un déséquilibre plus profond.
La naturopathie ne combat pas les symptômes apparents mais cherche à identifier les causes profondes et enseigne comment les corriger.

L'humorisme : les humeurs

L'humorisme correspond à la science des humeurs, c'est-à-dire des liquides corporels tels que le sang, la lymphe et les liquides intra et extracellulaires. Ceux-ci sont chargés de nourrir et nettoyer notre organisme.
En naturopathie, la qualité et la fluidité de ces humeurs sont les garanties de la santé.
La naturopathie étudie et corrige les surcharges et carences du milieu intérieur, c'est une médecine de terrain.

L'hygiénisme : l'hygiène de vie

L'hygiénisme consiste à la mise en place d'une hygiène de vie adaptée à l'individu, dans le but d'atteindre des conditions favorables au pouvoir d'autoguérison de l'organisme.
La naturopathie s'appuie pour cela sur des piliers essentiels comme l'alimentation, l'activité physique ou encore la relaxation.

L'holisme : l'approche holistique

L'holisme définit la personne comme un tout, considérant ainsi tous les plans de l'être physique, mental, énergétique, psycho-émotionnel, environnemental et spirituel comme étant un ensemble d'éléments en relation permanente.
La naturopathie demande à se questionner sur tous ces aspects pour comprendre au mieux ce qui se joue.

Les différents systèmes du corps

Saurez-vous retrouver les différents systèmes du corps grâce aux indices de ces mots croisés ? Découvrez quel est le mot mystère en remettant les lettres des cases orange dans l'ordre !

1. Assure la gestion des minéraux dans le corps.
2. Assure la défense contre les agressions extérieures.
3. Gère l'équilibre émotionnel, l'instinct et les fonctions intellectuelles.
4. Assure les transformations chimiques et biologiques de l'organisme.
5. Assure le déplacement des fluides dans l'organisme.
6. Permet le contrôle des fonctions du corps comme la croissance, le développement sexuel...

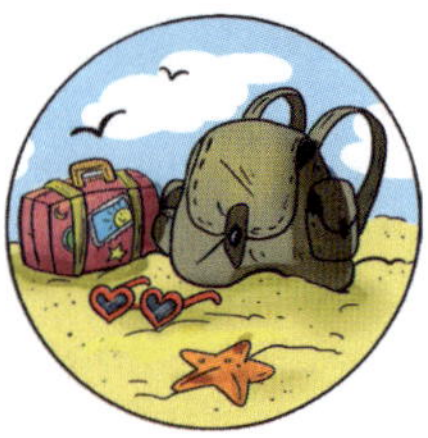

Le mot mystère : ....

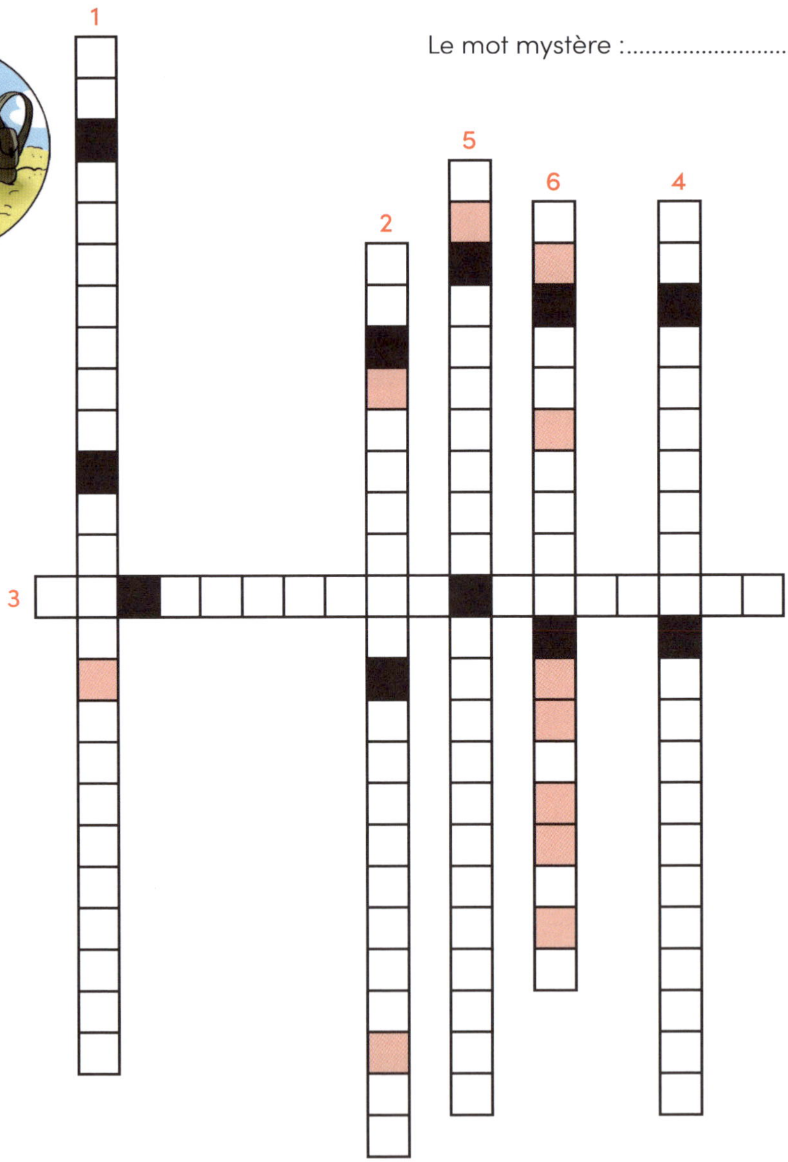

Les cinq piliers de la naturopathie : vrai/faux

Retrouvez lesquelles de ces affirmations sont vraies et lesquelles sont fausses !

	Vrai	Faux
Le vitalisme recherche la cause profonde de la maladie.		
Le vitalisme est la base des médecines traditionnelles.		
Le vitalisme cherche à favoriser l'énergie vitale.		
Le naturopathe s'occupe d'abord du symptôme.		
La recherche de l'origine de la maladie est appelée causalisme.		
Les liquides corporels comme le sang ou la lymphe sont appelés des humeurs.		
L'étude des liquides corporels est appelée humorisme.		
Les humeurs ont pour fonction de drainer l'organisme.		
Tout le monde doit respecter la même hygiène de vie pour être en bonne santé.		
L'alimentation soutient le pouvoir d'autoguérison du corps.		
La relaxation est un axe facultatif en naturopathie.		
L'hygiénisme correspond à la mise en place d'une hygiène de vie.		
Le naturopathe prend en considération l'être physique uniquement.		
L'aspect spirituel n'a pas d'influence sur le bien-être.		
L'approche holistique considère la personne de façon globale.		
L'holisme est un pilier de la naturopathie.		

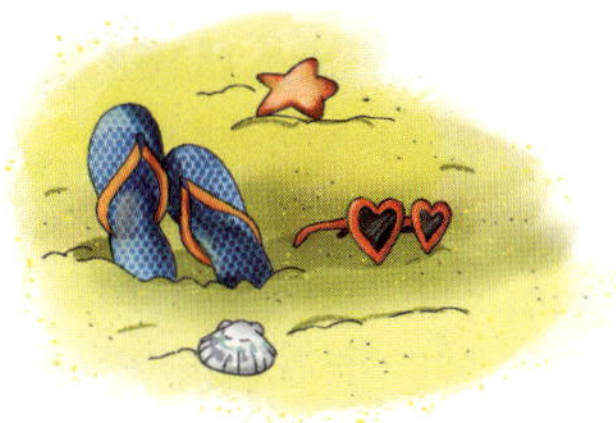

Chapitre 2

Mieux se connaître

L'anamnèse

Quand on veut faire le point sur son état de santé, la première chose à faire est de se poser des questions sur son hygiène de vie et d'y répondre en toute objectivité.
Lors de l'anamnèse, le naturopathe aborde des sujets très larges de façon à prendre en compte la personne dans sa globalité, notamment :

- les antécédents médicaux ;
- les habitudes alimentaires ;
- la qualité du sommeil ;
- le niveau de stress ;
- l'activité physique...

L'objectif est d'avoir une vision à la fois globale et détaillée de la personne, afin d'apporter les conseils les mieux adaptés.

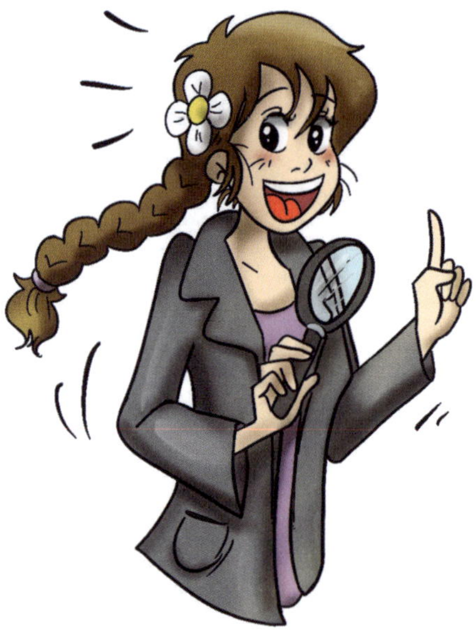

Les tempéraments d'Hippocrate

Au IVe siècle av. J.-C., sur la base de la théorie des humeurs, Hippocrate définit quatre tempéraments : les nerveux, les bilieux, les sanguins et les lymphatiques.
Chaque tempérament a ses propres caractéristiques physiologiques, comportementales et psychologiques.
On retrouve ces quatre tempéraments en chacun de nous, mais on distingue des prédominances.
Les connaître permet d'identifier ses points forts afin de les cultiver, et ses points faibles pour se préserver et avoir une idée plus précise de l'hygiène de vie, de l'alimentation et des soins qui seront les mieux appropriés pour notre équilibre.

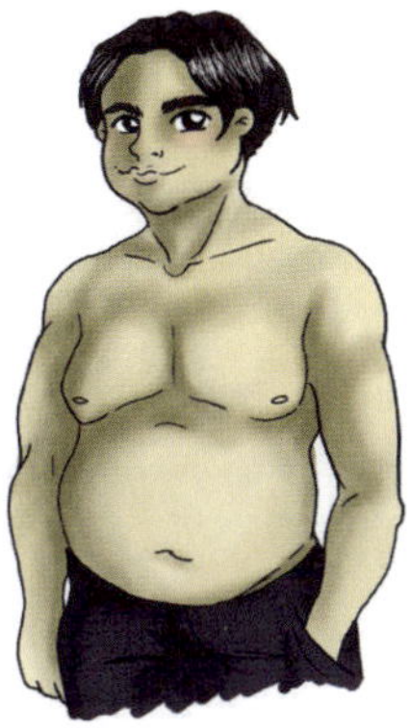

Caractéristiques du lymphatique

Physique : visage et corps arrondis.
Qualités : calme, doux, posé et patient.
Défauts : peut manquer d'initiative et se décourage facilement.
Faiblesses : tendance au surpoids, rétention d'eau, cellulite, constipation, problèmes circulatoires.

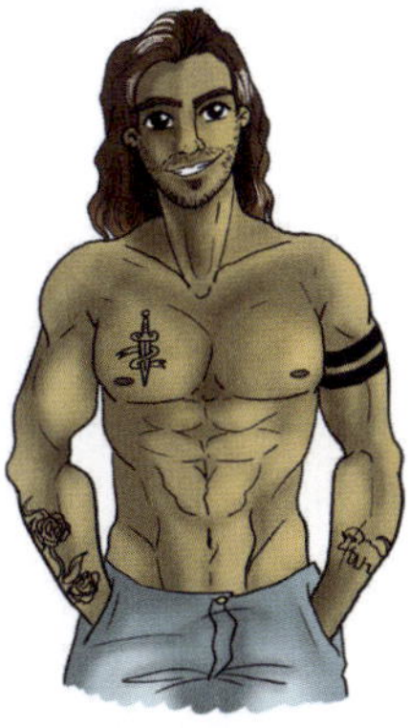

Caractéristiques du bilieux

Physique : visage ovale, physique athlétique.
Qualités : volontaire, énergique et ambitieux.
Défauts : autoritaire, susceptible, impatient et agressif.
Faiblesses : hypertension, troubles digestifs, calculs biliaires, migraines.

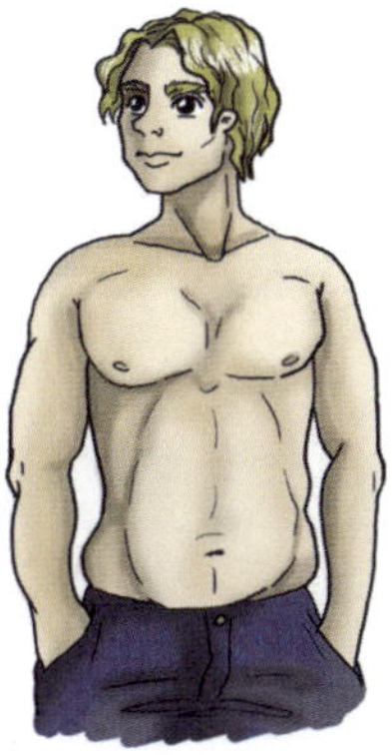

Caractéristiques du sanguin

Physique : visage ovale, mâchoire développée, physique charpenté.
Qualités : enthousiaste, sociable et bon communiquant.
Défauts : dispersé et impulsif.
Faiblesses : troubles cardiovasculaires, hypertension, troubles de la glycémie, cholestérol.

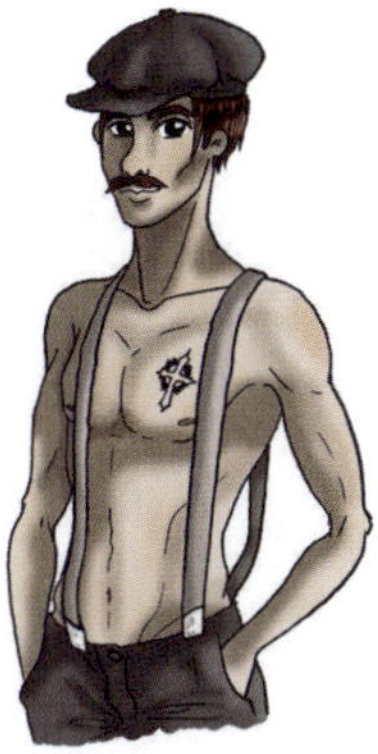

Caractéristiques du nerveux

Physique : visage fin et allongé, physique longiligne.
Qualités : intuitif, vif, créatif et cérébral.
Défauts : nerveux et anxieux.
Faiblesses : douleurs inflammatoires, spasmes, crampes, maux de tête, insomnies.

Découvrez votre tempérament dominant

Les tempéraments hippocratiques : faites le test !

Les tempéraments hippocratiques				
Physiologique				
1. Charpente osseuse	Mince	Rectangulaire	Bien charpentée	Large, trapue
2. Poids	Léger	Moyen	Moyen +	Lourd
3. Peau	Sèche, froide	Chaude, rosée	Douce, rouge, couperosée	Épaisse, grasse, pores dilatés
4. Yeux et regard	Petits, vif	Précis	Précis, pénétrant	Grands, attractif
Comportemental				
5. Appétit	Variable	Important	Bon, excessif	Faible, grignote
6. Hydratation	Variable	Beaucoup	Excessif	Faible
7. Élimination	Sèche, constipée	Normale	Douce, grasse	Épaisse, grasse
8. Dépense physique	Rapide, variable	Importante, calculée	Modérée	Faible, lente
9. Tendance à	Nervosité	Surmenage	Inflammation	Prise de poids
Psychologique				
10. Esprit	Actif, cérébral, curieux	Ordonné, entreprenant	Intelligent, social	Calme, lent, réceptif
11. Déséquilibre émotionnel	Nerveux, peurs, excitable, anxieux	Inquiet, jaloux, coléreux	Irritable, agressif	Avide, attaché, auto-contentement
12. État d'esprit	Renonce facilement, versatile	Déterminé, ambitieux	Déterminé, confiant	Stable, calme, rangé
13. Mémoire	Bonne mémoire à court terme	Bonne mémoire à moyen terme	Précise, bonne mémoire à long terme	Nécessité de réviser
14. Sommeil	Léger, entrecoupé	Court, efficace, récupérateur	Court, profond	Lourd, long, excessif

15. Parole	Rapide, ininterrompue	Incisive, autoritaire	Précise, claire	Lente, monotone, mélodieuse
Total	/15	/15	/15	/15
	Nerveux	Bilieux	Sanguin	Lymphatique

Retrouvez les résultats du test et les choses à mettre en place dans les corrigés.

Équilibrez vos tempéraments grâce aux huiles essentielles

Nous ne sommes jamais qu'un seul tempérament, alors amusez-vous à créer une synergie qui vous ressemble en vous inspirant du schéma ci-dessous.
Prenez en compte votre tempérament dominant mais choisissez également des huiles dont l'odeur vous est agréable !

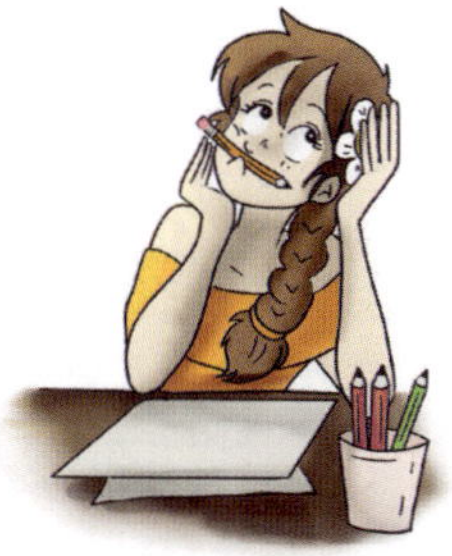

terrain froid

Tempérament lymphatique :

orange douce
mandarine
citron
bergamotte
épinette noire

Tempérament nerveux :

néroli
marjolaine des jardins
thym à linalol
bois de rose
palmarosa
cannelle

terrain humide — **terrain sec**

Tempérament sanguin :

lavande vraie
petit grain bigarade
ylang-ylang

Tempérament bilieux :

citronnelle
verveine citronnée
eucalyptus citronnée
litsée

terrain chaud

Quelle synergie me correspond :

....

Préparation

Versez vos huiles dans un flacon en verre teinté et mélangez bien pour homogénéiser.
Voie olfactive : vous pouvez les sentir directement au flacon ou en déposer 2 gouttes à l'intérieur de vos poignets. Amenez vos mains près de votre visage et respirez profondément.
Voie cutanée : appliquez une noisette de votre mélange avec une huile en massage sur le bas du dos, au niveau des reins, le long de la colonne vertébrale ou sous la voûte plantaire.
Contre-indications : ces synergies sont déconseillées aux enfants. Pour les femmes enceintes et allaitantes, se limiter à la voie olfactive. Les huiles essentielles d'agrumes (mandarine, orange douce, etc.) sont photosensibilisantes. Ne vous exposez pas au soleil dans les 6 heures suivant leur application.

Chapitre 3

Les émonctoires

Comment fonctionne notre corps ? Petit tour de nos émonctoires

Les émonctoires sont les voies d'élimination des déchets dont dispose notre corps pour se nettoyer. Il en compte cinq principaux : les intestins, le foie, les reins, la peau et les poumons. Il existe un sixième émonctoire peu connu : l'utérus.

Les intestins

Les intestins s'occupent de traiter les déchets issus de notre alimentation. Une alimentation pauvre en fibres et/ou trop riche, crée de nombreux déséquilibres.
Soutenir les intestins :

- Avoir une alimentation équilibrée.
- Penser aux probiotiques et aux prébiotiques.
- Les plantes qui soutiennent les intestins : le psyllium, la bardane, la menthe…

Le foie (et la vésicule biliaire)

Organe d'élimination essentiel, le foie filtre et élimine les déchets en tout genre : pollutions, perturbateurs endocriniens, médicaments, excès d'hormones, etc., qui seront évacués par la bile. Il neutralise donc de nombreuses substances nocives et il produit également des cellules immunitaires qui filtrent et détruisent des organismes nuisibles, comme les mauvaises bactéries ou virus.
Soutenir le foie :

- Alléger son repas du soir : le foie est au maximum de ses capacités entre 1 h et 3 h du matin. Pour qu'il ait toute l'énergie nécessaire pour effectuer son travail, il est préférable de manger léger.
- Exprimer ses colères : le foie est l'organe relié à l'émotion de la colère. Une colère non exprimée peut donc potentiellement freiner son travail.
- Utiliser une bouillotte : le foie est un organe qui a besoin de beaucoup d'énergie et donc de chaleur pour fonctionner. On lui facilite le travail en gardant une bouillotte au niveau du foie (sous les côtes à droite) pendant la digestion.
- Les plantes qui soutiennent le foie : le chardon-marie, le romarin, l'artichaut…

Les reins

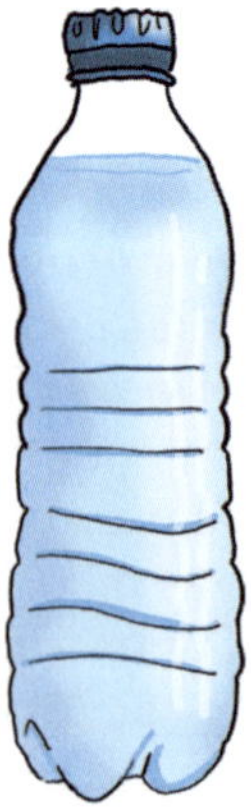

Après filtration du sang, les reins éliminent les déchets en les faisant passer dans la vessie sous forme d'urines.
Soutenir les reins :

- Boire régulièrement de l'eau au cours de la journée, c'est le point essentiel pour leur bon fonctionnement !
- Si vous avez des difficultés à boire, pensez aux eaux infusées et faites suivre une gourde. Pas en plastique, afin d'éviter les perturbateurs endocriniens !
- Les plantes qui soutiennent les reins : le pissenlit, le bouleau, la reine des prés, la prêle…

La peau

Cet organe est le deuxième organe le plus grand de notre corps, après notre muqueuse intestinale. Il nous protège du milieu extérieur et c'est aussi une porte de sortie des toxines via la transpiration. De cette façon, on élimine une grande quantité de déchets hydrosolubles.

Soutenir la peau :

- Pratiquer une activité physique régulière.
- Bien s'hydrater.
- Prendre soin de sa peau : massages, hammam, sauna.
- Pratiquer le brossage à sec : avant la douche ou le bain, avec une brosse naturelle et douce, faire de petits mouvements circulaires sur tout le corps, des orteils jusqu'au cou. Cela active la circulation sanguine et lymphatique, et accélère l'évacuation des toxines.
- Les plantes qui soutiennent la peau : la bardane, le bouleau, l'ortie, le romarin...

Les poumons

Ils éliminent le gaz carbonique par le phénomène de l'expiration, ainsi que d'autres déchets par les glaires. La pollution atmosphérique ou le tabac affaiblissent ses fonctions.

Soutenir les poumons :

- Pratiquer la respiration consciente.
- Les balades en pleine nature permettent d'utiliser pleinement la capacité des poumons.
- Pour le confort respiratoire, on peut utiliser l'huile essentielle d'eucalyptus radié, de ravintsara et/ou de niaouli, en diffusion ou en inhalation. Par exemple : faire des inhalations humides avec 3 gouttes d'huile essentielle d'eucalyptus radié dans un bol d'eau bouillante.
- La tristesse est l'émotion reliée aux poumons. Si cette fonction est affectée par de la tristesse, on peut utiliser l'huile essentielle d'eucalyptus radié en synergie avec de l'huile essentielle de lavande officinale, de petit grain bigaradier ou d'épinette noire. Dans ce cas, on utilisera cette synergie en olfactothérapie ou en massage sur les poignets.
- Les plantes qui soutiennent les poumons : le thym, l'origan, la mauve...

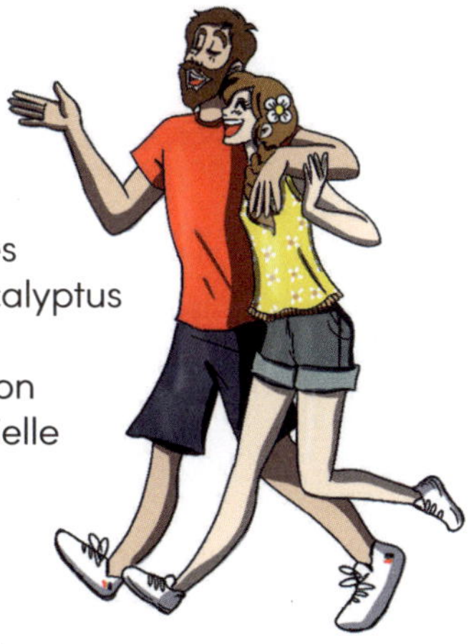

L'utérus

Si ce système est le plus souvent associé à la procréation et à la sexualité, on oublie qu'à partir de ses premières règles jusqu'à la ménopause, tous les mois, l'orifice vaginal sert à évacuer les déchets menstruels. Les menstruations constituent une voie de drainage importante.

Soutenir l'utérus :

- Prendre soin de son microbiote vaginal : le vagin est un organe autonettoyant ; il n'est pas nécessaire de faire des douches vaginales, au risque de perturber l'équilibre de notre flore.
- Les plantes qui soutiennent l'utérus : le framboisier, l'achillée millefeuille, la camomille matricaire...

Je fais le point sur mes émonctoires

Répondez aux questions par oui ou non.

Ma peau	• Votre peau est-elle souple ?................. • Transpirez-vous facilement pendant une activité physique ?................ • En général, cicatrisez-vous vite et bien ?................. • Privilégiez-vous des produits de soin naturels et adaptés à vos besoins ?.............. • Lorsque vous pincez votre peau, revient-elle en place très rapidement sans laisser de marque ?............ • Avez-vous une peau impeccable ? Pas de boutons, eczéma ou autres problèmes de peau ?.............
Mes poumons	• Votre rythme respiratoire est-il régulier et en plan ?................. • Pratiquez-vous une activité physique régulièrement ?.............. • Sortez-vous régulièrement en pleine nature ?................ • Aérez-vous votre intérieur tous les jours pendant 10 minutes au minimum ?................ • Votre plexus solaire est-il souple et sans contracture douloureuse ? • Êtes-vous non-fumeur ?...............
Mes reins	• Vos urines du matin sont-elles colorées ?................ • Vos urines du matin sont-elles odorantes ?............... • Dans la journée, vos urines sont-elles plus claires ?................ • Buvez-vous au moins 6 verres d'eau par jour ?............... • Vos jambes ne sont jamais enflées ?...............
Mon foie	• Digérez-vous facilement, sans sensation de lourdeur ou de nausée ?............. • Votre langue est-elle rose et sans enduit blanchâtre ou jaunâtre ?........ • Ne mangez-vous pas plus d'une à deux fois par semaine de la viande rouge ou de la charcuterie ?................ • Ne prenez-vous de médicaments que très rarement ?................ • Le blanc de votre œil est-il bien clair ?.................
Mes intestins	• Digérez-vous sans ballonnements ni douleurs abdominales ?............... • Allez-vous à la selle tous les jours sans effort ?................ • Vos selles ont-elles une apparence normale ?.................. • Passez-vous toujours à côté des épidémies de gastro-entérite ?..........
Mon utérus et mon vagin	• Vos menstruations sont-elles fluides et bien rouges ?............... • Vos cycles sont-ils réguliers ?............... • Utilisez-vous des protections hygiéniques sans perturbateurs endocriniens ?............... • N'avez-vous jamais (ou rarement) eu d'infections vaginales ?..............

Si vous avez répondu une majorité de OUI, vos émonctoires assurent leurs fonctions sans difficultés.
Si vous avez une majorité de NON, je vous invite à regarder quels émonctoires sont les plus en difficulté afin de voir ce qu'il faut travailler.

Cas pratiques

Sauriez-vous conseiller les bonnes cures en fonction des situations ?

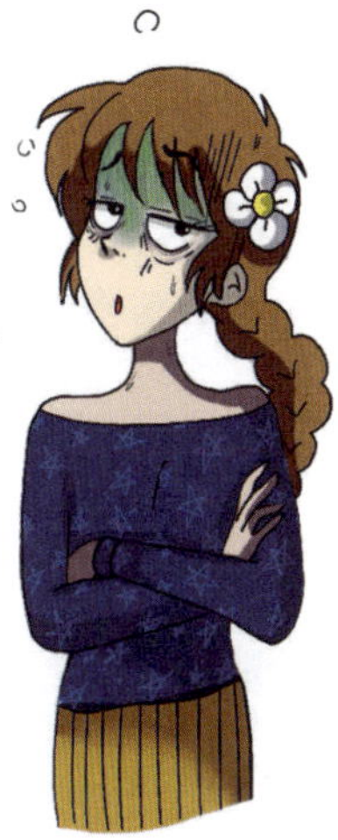

J'ai des urines colorées avec une forte odeur toute la journée, quel est votre premier conseil ?

....

Je m'essouffle très rapidement, quelles pratiques me recommandez-vous ?

....

J'ai des difficultés à digérer et ressens une certaine lourdeur, quelle tisane de plantes puis-je prendre ?

....

Mes jambes et mes chevilles enflent en fin de journée, que puis-je faire ?

....

Quels sont les facteurs externes qui peuvent affaiblir les poumons ?

....

Je me sens encombrée, quelles huiles essentielles puis-je utiliser ?

....

J'ai fréquemment des démangeaisons vaginales, que puis-je faire ?

....

Créez vos eaux infusées

Le corps humain est composé d'environ 60 % d'eau. Une bonne hydratation est primordiale pour le bon fonctionnement de nos reins et de notre corps en général !

Mes recettes d'eaux infusées :

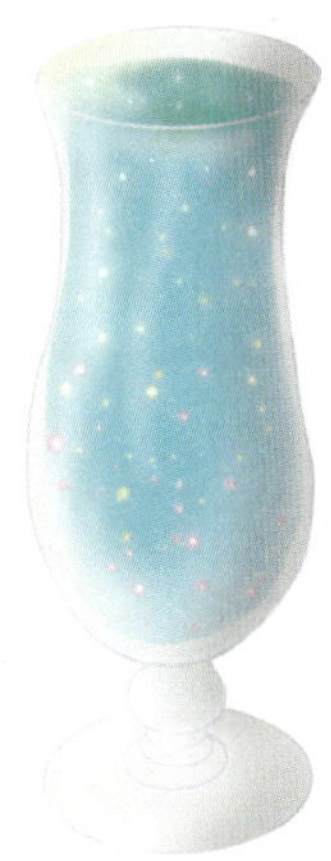

1. **Chia fresca**
   - 1 L d'eau
   - 1 citron bio en tranches
   - 2 cuillerées à soupe de graines de chia

Le saviez-vous : très connue en Amérique latine, cette boisson était déjà consommée par les Aztèques et les Mayas.

2. **Framboise & menthe**
   - 1 L d'eau
   - 125 g de framboises
   - 1 poignée de feuilles de menthe fraîche

3. **Fraise & verveine odorante**
   - 1 L d'eau
   - 125 g de fraises
   - 1 ou 2 branches de verveine odorante

Préparez vos eaux infusées le soir et laissez-les reposer au frigo une nuit. C'est encore meilleur le lendemain !

Chapitre 4

Les principales cures en naturopathie

La cure de désintoxication

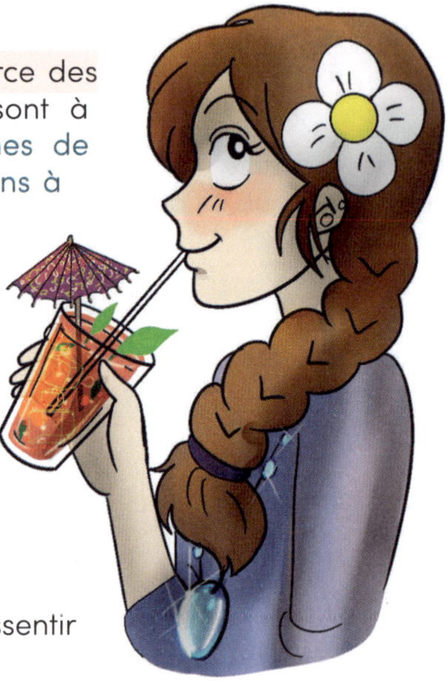

Aussi appelée « détox », elle consiste à éliminer la source des surcharges et les toxines de notre organisme, qui sont à l'origine des dysfonctionnements comme les problèmes de digestion, les problèmes cutanés, la fatigue, les infections à répétition, etc.
Les toxines peuvent être évacuées par différents endroits du corps grâce aux émonctoires, comme vu précédemment. Cette cure va permettre de drainer l'organisme par des méthodes naturelles telles que l'alimentation, l'activité physique, la phytothérapie, etc.
Elle peut être faite de plusieurs façons : par un réglage alimentaire, une monodiète, ou jeûne intermittent.

- La cure détox est vraiment un temps de repos métabolique et de purification en profondeur.
  Elle permet de prendre conscience de nos excès alimentaires, de nos mauvaises habitudes, et d'en ressentir l'impact sur notre corps.
- On allège nos apports et on fait attention aux associations alimentaires.
- On prend soin de nos organes émonctoires et on les aide à éliminer les toxines accumulées par des moyens simples et naturels, comme les plantes dépuratives, l'activité physique douce, etc.
- Le bien-être émotionnel a une place très importante dans cette cure. On insiste donc sur la relaxation et la détente.
- Une réaction un peu forte à la détox est possible : sueur, gêne au niveau du ventre, fatigue intense, nausées... C'est ce qu'on appelle une crise curative ou une crise hépatique. Les toxines restées trop longtemps accumulées circulent à présent dans l'organisme, mettant les émonctoires à rude épreuve. Cela prouve que le corps fait son travail d'élimination. Le risque est plus présent chez les personnes ayant une alimentation peu saine en temps normal. Il est impératif de bien préparer sa cure de désintoxication et de rester à l'écoute de son corps, quitte à faire une pause si les symptômes deviennent trop gênants.

La cure de revitalisation

Cette cure consiste à combler les carences de l'organisme lorsque notre terrain est affaibli. Nous allons travailler sur le plan nutritionnel, avec une alimentation riche en nutriments. Nous ferons la part belle aux superaliments. Ce programme alimentaire se fera selon les besoins de chacun.
Si nécessaire, cette cure sera complétée par des compléments nutritionnels. On évitera ensuite toutes les sources dévitalisantes, comme le tabac, l'alcool, les excitants et les pollutions en tout genre.

- Cette cure est souvent mise en place avant ou après la cure de désintoxication.
- L'alimentation sera hypotoxique et adaptée à l'individu. On privilégiera l'alimentation vivante et crue, et on évitera les aliments difficiles à digérer comme le gluten, le lactose, le sucre raffiné et les graisses saturées.
- Si nécessaire, on apportera des compléments alimentaires pour rééquilibrer les carences et on supprimera tous les éléments dévitalisants.
- Pendant cette cure, on recommandera de pratiquer des activités physiques douces et de s'accorder des moments de relaxation, idéalement en pleine nature.

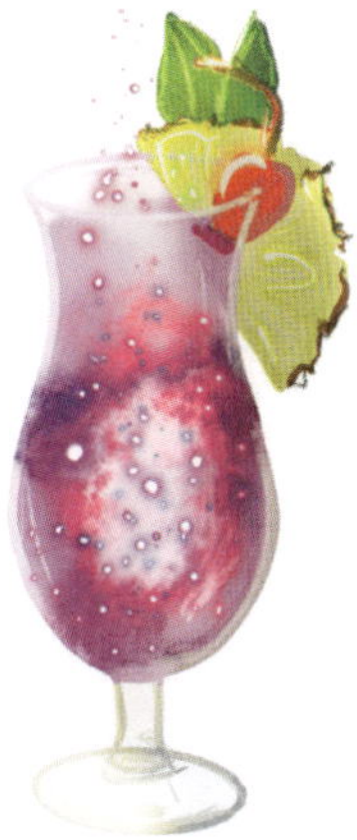

La cure de stabilisation

Elle permet à l'organisme de maintenir son état de santé à un bon niveau sans laisser réapparaître de toxines.

- Cette cure est surtout valable dans le cadre d'une vie personnelle et professionnelle non stressante.
- Pendant cette cure de longue durée, on se nourrit en fonction de sa faim, avec une alimentation hypotoxique, et on pratique des cures saisonnières.
- On respecte également son rythme biologique, on reste connecté à la nature, on travaille sur le plan psycho-émotionnel afin de maintenir cet équilibre.

La cure antiradicalaire

Lors de cette cure, on limitera tous les facteurs oxydants comme le tabac, l'alcool, le stress, les traitements médicamenteux… et en contrepartie, on apportera des antioxydants via l'alimentation ou sous forme de compléments nutritionnels.

- Cette cure complète très bien une cure de désintoxication grâce au pouvoir des antioxydants au niveau cellulaire. Elle complète également la cure de revitalisation grâce aux éléments vitellogènes.
- L'alimentation devra être riche en antioxydants : algues, graines germées, produits de la ruche et autres superaliments.
- En phytothérapie, on s'appuiera sur les plantes suivantes : le ginkgo biloba, l'échinacée, le gingembre, le thym, le romarin…
- On pourra également supplémenter avec des compléments alimentaires : vitamines, minéraux et oligoéléments.

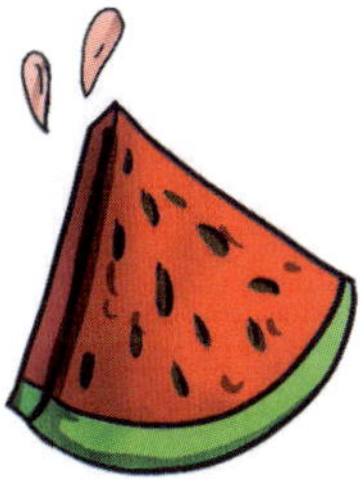

Cas pratiques

Rentrons maintenant dans le vif du sujet avec quelques cas pratiques ! En fonction des situations décrites, quelle cure me conseillez-vous ?

Je me sens épuisé et je suis surmené au travail en ce moment.

....

Depuis quelque temps, j'ai des lourdeurs digestives.

....

Je viens de faire une cure détox qui m'a beaucoup fatigué.

....

J'ai fait plusieurs cures de désintoxication et revitalisation, je me sens particulièrement bien.

....

Ces derniers temps, j'ai fait beaucoup d'excès.

....

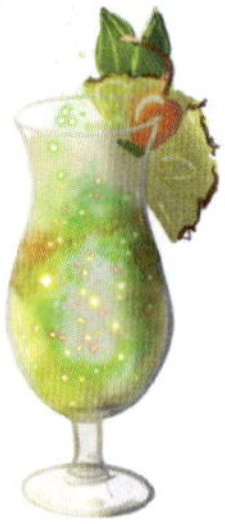

Vrai ou faux : les idées reçues sur les cures

Démêlez le vrai du faux dans les affirmations suivantes.

	Vrai	Faux
Les cures ont pour objectif de faire perdre du poids.		
Tout le monde peut faire une cure détox.		
La cure de revitalisation permet de lutter contre les carences.		
La cure détox est particulièrement indiquée au printemps.		
Il ne faut manger que des fruits et légumes lors d'une cure.		
Pour éliminer plus vite les toxines, il faut avoir une activité physique soutenue pendant la cure détox.		
Lors d'une cure, on agit sur l'hygiène de vie globale.		
Toutes les cures sont fatigantes.		
On doit supprimer le gras lors d'une cure.		
Notre corps se détoxifie naturellement tous les jours.		

Mots croisés

Saurez-vous résoudre ces mots croisés ?

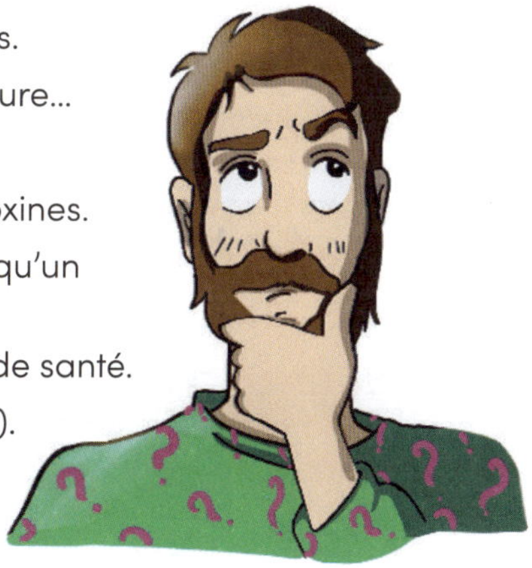

1. Cure avec des apports importants en antioxydants.
2. Temps de repos métabolique et de purification : cure…
3. Organes drainant notre organisme.
4. Propriété de plantes favorisant l'élimination des toxines.
5. Mettre au repos son organisme en ne mangeant qu'un type d'aliment.
6. Cure permettant de maintenir l'équilibre de l'état de santé.
7. Forte réaction à la détox (nausées, maux de tête…).
8. Cure en cas de terrain affaibli.
9. Très riches en nutriments.
10. Alimentation faible en toxines.

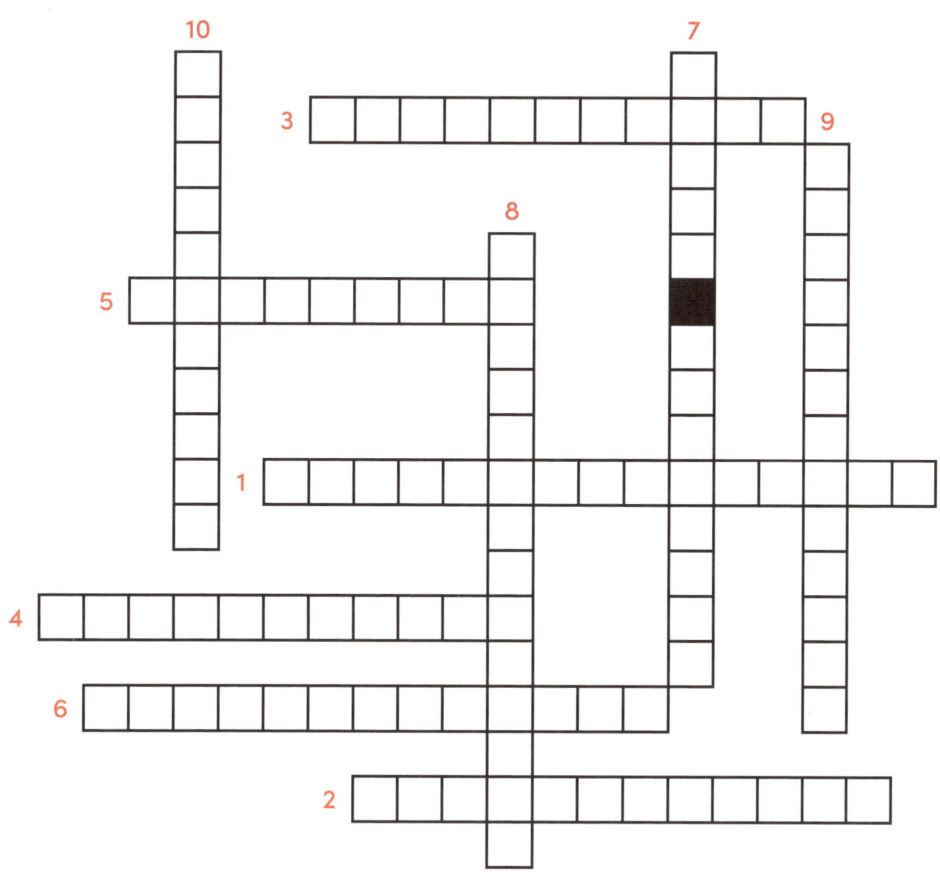

Chapitre 5

Les saisons en naturopathie

Les anciens, beaucoup plus reliés à la terre, étaient conscients des changements qui s'opéraient à chaque saison et savaient s'adapter.
De nos jours, nos modes de vie étant plus linéaires et moins connectés à la nature, nous avons besoin d'accompagner notre corps à chaque changement pour ne pas qu'il s'épuise.

Le printemps

À la sortie de l'hiver, c'est le moment de faire le ménage. Le cycle de la vie repart, il faut l'accompagner sur de bonnes bases.
Avant d'accueillir les nouvelles énergies qui se mettent en place, il vaut mieux éliminer les toxines accumulées. Dans ce contexte, il est possible de commencer une cure de désintoxication.
L'alimentation doit être légère et saine pour soulager le travail du foie, qui est l'organe de la saison.

CURES DE SAISON	Cure de désintoxication Monodiète de carotte
PHYTOTHÉRAPIE	Pissenlit Sève de bouleau

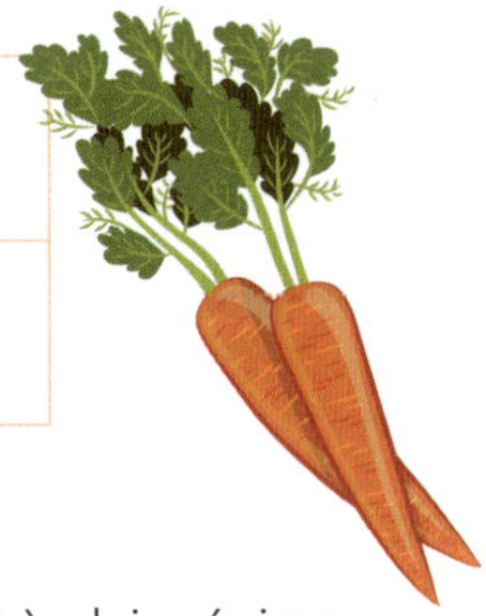

L'été

En été, la nature est en pleine activité et nos organismes fonctionnent à plein régime.
L'organe de la saison est le cœur. Pour le préserver, nous devons éviter l'alcool ainsi que la viande, surtout rouge, et la charcuterie en trop grande quantité. Nous utiliserons des plantes qui facilitent la circulation, parmi lesquelles l'hamamélis, le marronnier d'Inde et la vigne rouge.
Sur le plan alimentaire, en profitant pleinement de la récolte, nous privilégierons les fruits et légumes frais, assaisonnés d'huile végétale de bonne qualité. Nous nous servirons également de la multitude d'aromates à disposition.
En revanche, nous éviterons les cuissons, en particulier les fritures et les plats en sauce.
Pour combattre la chaleur, nous devons augmenter la quantité de liquides absorbés pendant la journée.
Pour profiter des bienfaits des éléments de la nature, nous pouvons nous exposer au soleil tôt le matin et tard l'après-midi, et pratiquer une activité physique quotidienne à l'air libre.

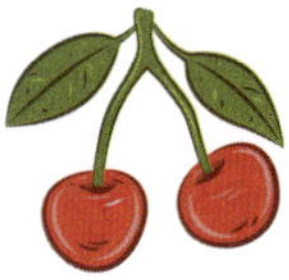

CURES DE SAISON	Cure antiradicalaire Cure de jus
PHYTOTHÉRAPIE	Hamamélis Œillet d'Inde Vigne rouge

L'automne

C'est la saison pendant laquelle nous commençons à nous replier sur nous-même, tout comme la nature qui se retire pour se préparer à l'hiver. Les rythmes ralentissent pour permettre l'adaptation aux températures plus froides qui vont bientôt arriver.

Les organes de la saison sont les poumons et le gros intestin. Si nous ne soignons pas ces organes, nos problématiques se manifesteront facilement à travers des pathologies respiratoires.

Nous devons également surveiller le bon fonctionnement des intestins pour éviter l'installation de colonies de bactéries ou de virus.

Il est aussi important de préparer notre système immunitaire à la saison froide, grâce aux superaliments et suppléments en vitamines.

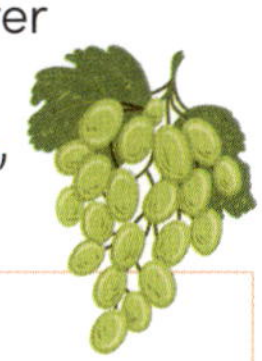

CURES DE SAISON	Cure de désintoxication Monodiète de raisin : aliment phare de la saison, la monodiète de raisin était déjà pratiquée dans l'Antiquité pour son action drainante et sa richesse en antioxydants. Pour ce faire, consommez uniquement du raisin en remplacement d'un repas. (Attention, cette cure est contre-indiquée aux diabétiques et insuffisants rénaux.)
PHYTO-THÉRAPIE	Thym : en inhalation pour son action fluidifiante, en infusion contre le rhume, en massage pour soulager les bronches, en diffusion pour assainir l'air.

L'hiver

Quand l'hiver arrive, notre organisme a besoin d'être revitalisé pour lutter contre le froid. C'est la période pendant laquelle la nature est complètement au repos.

Ayant perdu le contact avec la nature, le rythme de nos vies ne suit plus les différentes saisons et nous devons travailler autant l'hiver que l'été, ce qui peut causer de la fatigue. Nos défenses immunitaires diminuant à cette période, il sera donc intéressant de mettre en place une cure de revitalisation.

L'organe de cette saison est le rein, qui est associé à la peur. Pour l'aider, nous pourrons utiliser la phytothérapie pour stimuler notre système immunitaire : le thym, le romarin...

Nous veillerons également à notre alimentation, afin qu'elle soit riche en éléments vitaux pour combler le manque de vitamines, minéraux et oligoéléments. Nous ferons la part belle aux fruits, notamment aux agrumes, ainsi qu'aux céréales complètes pour nous réchauffer.

CURES DE SAISON	Cure de reminéralisation Monodiète de pomme
PHYTOTHÉRAPIE	Thym Romarin Échinacée

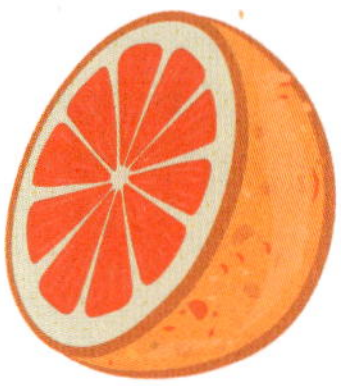

Vrai ou faux sur la sève de bouleau

Saurez-vous démêler les vraies affirmations des fausses ?

	Vrai	Faux
La sève de bouleau se prélève toute l'année.		
Il vaut mieux choisir de la sève de bouleau pasteurisée.		
Elle est reminéralisante.		
Consommer un verre de temps en temps suffit pour détoxifier.		
La sève de bouleau est extraite des feuilles de l'arbre.		

La cure de jus

La cure de jus consiste à consommer des jus de fruits et légumes pressés à froid tout au long de votre journée, en substitution de vos repas. Ces stimulants naturels vous permettent de réduire votre charge digestive et vous aident à retrouver force et dynamisme.
Pensez à incorporer une majorité de légumes pour diminuer l'apport en sucre des fruits.

Le jus de concombre à l'extracteur

Le concombre, riche en eau, est l'aliment idéal pour réaliser des jus désaltérants. Il contient également une grande quantité de vitamines C, K et du potassium.

Ingrédients pour un grand verre :

- **1 concombre**
- **2 pommes**
- **1 citron vert**
- **1 fine tranche de gingembre**
- **Quelques feuilles de menthe**

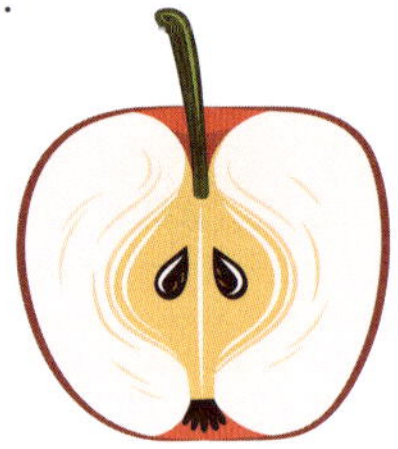

Préparation :

Préparez vos fruits et légumes, puis passez tous les ingrédients à l'extracteur de jus. Dégustez aussitôt !

La monodiète de pomme

Listez les différentes façons de la consommer.

....

....

....

La compote sans sucre ajouté

Ingrédients pour 4 personnes :

- **1 kg de pommes anciennes**
- **1 verre d'eau**
- **2 bâtons de cannelle (ou 2 cuillerées à soupe de cannelle en poudre)**

Préparation :

Épluchez et épépinez les pommes, coupez-les en petits morceaux et mettez-les dans une casserole. Ajoutez l'eau et la cannelle, et faites cuire à feu doux pendant 30 minutes. Une fois cuites, vous pouvez les mixer ou les garder en morceaux.

Ma tisane de l'hiver

Le thym soulage les maux de gorge et dégage les voies respiratoires. Le gingembre est riche en minéraux ; associé à la cannelle, ses propriétés antioxydantes, antibactériennes, antiseptiques n'en sont que renforcées, et le système immunitaire, stimulé.

Ingrédients :

- **1 branche de thym**
- **Un peu de gingembre frais râpé**
- **1 bâton de cannelle en morceaux**

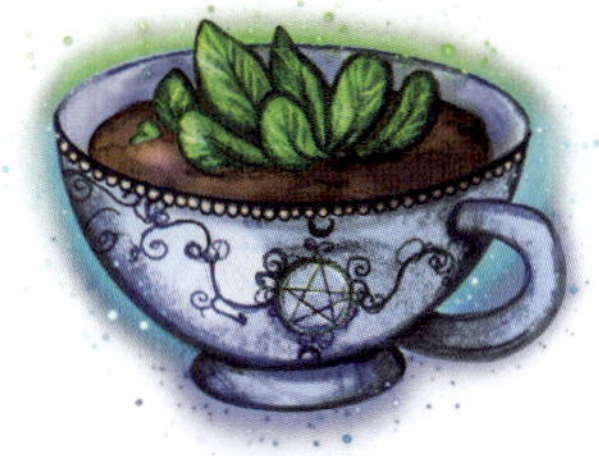

Préparation :

Faites bouillir et laissez infuser 7 minutes votre préparation avant de filtrer. C'est prêt !

Fleurs de Bach

Les fleurs de Bach sont de merveilleuses alliées dans la gestion de nos émotions ! Saurez-vous les relier à leurs applications ?

Marronnier blanc	o	o	Confiance en la vie sérénité
Olivier	o	o	Clarté mentale et tranquillité d'esprit, concentration
Chèvrefeuille	o	o	Calme, modération, respect des autres
Tremble	o	o	Calme, paix de l'âme
Marronnier rouge	o	o	Agir au présent
Prunier	o	o	Acceptation de soi, accès aux vrais sentiments
Aigremoine	o	o	Force et vitalité d'esprit
Violette d'eau	o	o	Confiance en soi, intuition
Charme	o	o	Confiance dans l'inconnu
Clématite	o	o	Force, courage, persévérance
Avoine sauvage	o	o	Régénération physique et mentale
Gentiane	o	o	Objectifs clairs, trouver sa voie
Plumbago	o	o	Aide à vivre le moment présent
Verveine	o	o	Sociabilité, humilité, communion avec les autres

Chapitre 6

L'alimentation naturopathique

L'alimentation, un pilier de notre santé !

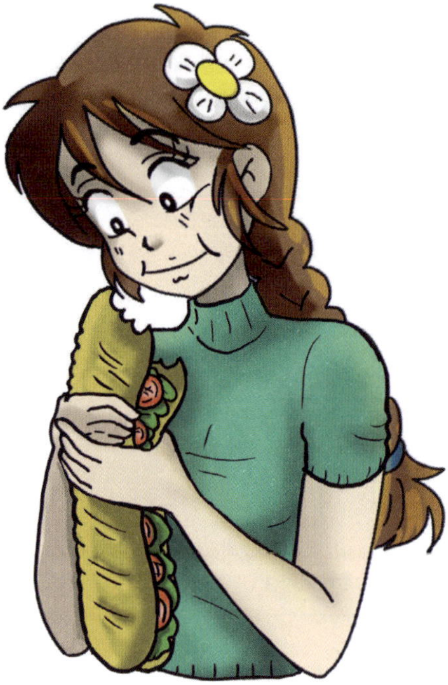

En naturopathie, on recommande :

- Des aliments les plus frais possible, de saison et issus de l'agriculture biologique dans l'idéal.
- Les aliments crus, nutritionnellement riches.
- Manger léger pour ne pas surcharger l'appareil digestif.
- Éviter les aliments industriels et transformés, qui contiennent des colorants, conservateurs chimiques, hormones, pesticides… Une trop grande consommation de ces produits peut causer de nombreux désordres physiques, mais aussi mentaux et comportementaux.
- Se faire plaisir ! Culpabiliser ou manger lorsque l'on est stressé ou en colère peut bloquer la digestion ou la rendre difficile. Manger est indispensable à la vie et doit rester un moment de plaisir.

Les bonnes associations

- Un repas composé de légumes crus et/ou cuits, avec des protéines (du poisson, de la viande, des œufs, des protéines végétales…).
- Un repas composé de légumes crus et/ou cuits, avec des glucides (du riz ou autres céréales, des pommes de terre…).
- Les fruits se digèrent plus rapidement que les autres aliments et doivent donc être pris en dehors des repas pour ne pas fermenter pendant la digestion.

Ces règles permettent d'avoir une digestion plus légère et de réduire les fermentations, et, par conséquent, la production de toxines.

En pratique

- Manger le plus simplement possible.
- Consommer des produits de saison, surtout en ce qui concerne les fruits et les légumes.
- Préférer les aliments issus de l'agriculture et de l'élevage biologiques.
- Éviter les grignotages entre les repas, au risque d'être dans un état de digestion permanente.
- Au cours du même repas, éviter les associations entre protéines et glucides.
- Manger de préférence les fruits loin des repas.

- Commencer le repas avec les crudités, car elles préparent le milieu digestif et contiennent beaucoup de vitamines et sels minéraux.
- Accompagner chaque repas de légumes cuits ou crus.
- Utiliser des huiles végétales extra-vierges de première pression à froid.
- Préférer les aliments complets ou semi-complets à ceux qui sont totalement raffinés.
- Limiter la consommation de sucre raffiné, de graisses saturées et de produits industriels.
- Varier l'alimentation : changer régulièrement de céréales, d'huiles, de légumes, de fruits pour couvrir un maximum des besoins.
- Prendre ses repas dans le calme.

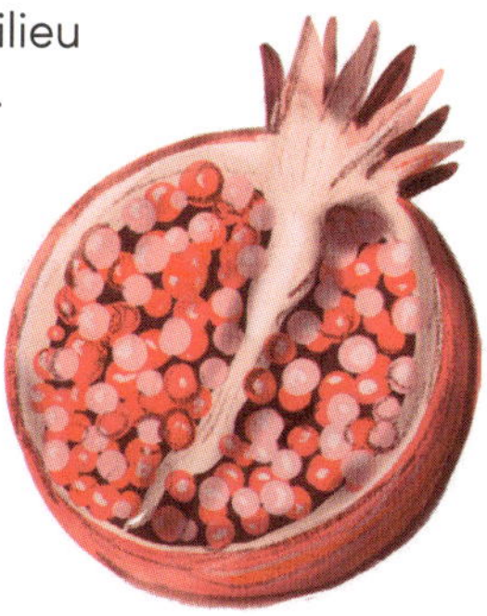

Notre corps est unique, il est important de bien connaître les règles de base d'une alimentation saine, mais il est également nécessaire d'expérimenter pour savoir si ce que nous avons appris est valable pour nous.

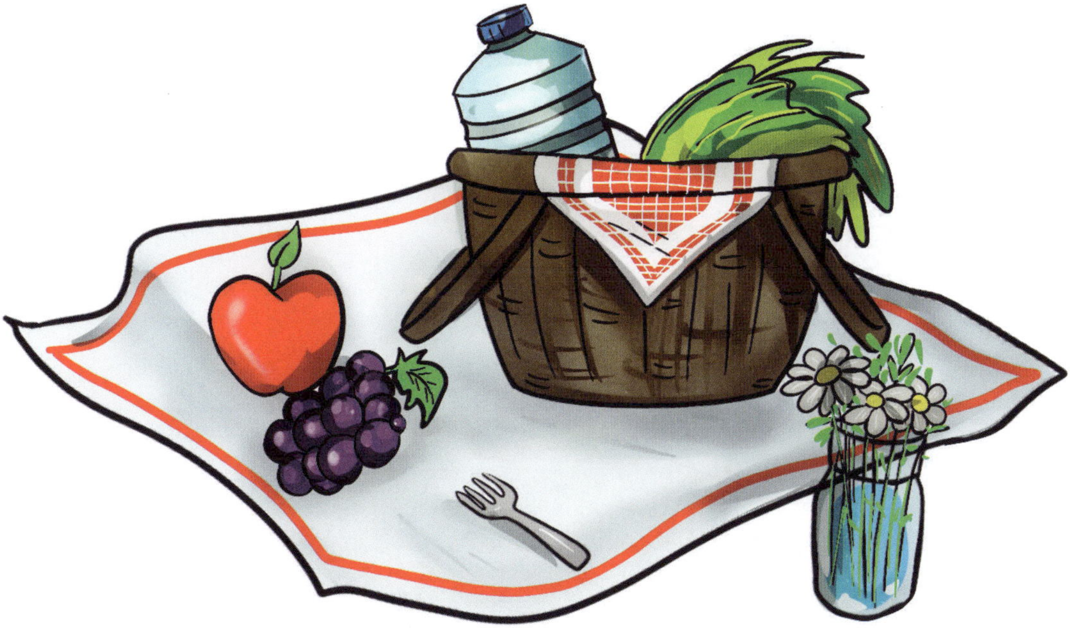

Je fais le point sur mon alimentation

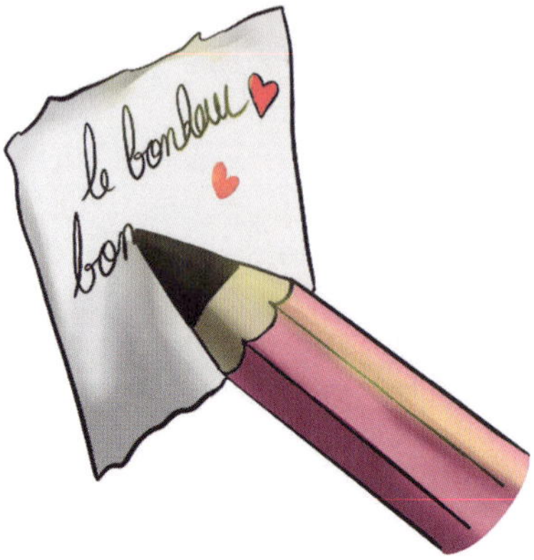

1. Au saut du lit, le petit déjeuner, c'est :
   - ♥ Un miam-ô-fruit ou un jus vert.
   - ♦ Un thé et des tartines de miel.
   - ♠ Café, viennoiserie !
2. En ce moment, vous vous sentez :
   - ♠ Complètement à plat.
   - ♥ En pleine forme.
   - ♦ Avec des hauts et des bas.
3. Votre petit plaisir à la pause déjeuner :
   - ♥ Un poisson grillé avec des légumes.
   - ♦ Des pâtes à la bolognaise maison.
   - ♠ Un plat préparé réchauffé au micro-ondes, il faut que ce soit rapide.
4. Qu'est qu'on mange au dîner ?
   - ♠ Entrée, plat, dessert et pourquoi pas un petit verre de vin.
   - ♥ Une assiette de crudités ou une soupe, léger quoi !
   - ♦ Un petit plat maison.
5. Avant de vous coucher :
   - ♠ J'ai un petit creux, je regarde s'il me reste des biscuits.
   - ♦ Complètement connecté aux écrans.
   - ♥ Je déconnecte : une tisane et un peu de lecture.
6. Pour vous, la cure détox c'est :
   - ♦ Un moyen de perdre du poids.
   - ♥ Nettoyer mon corps en profondeur.
   - ♠ Pour compenser mes excès le reste du temps.
7. Je ne pourrais pas me passer :
   - ♠ De *junk food*.
   - ♥ De fruits et légumes.
   - ♦ De lasagnes maison !

Retrouvez les résultats de ce test en correction !

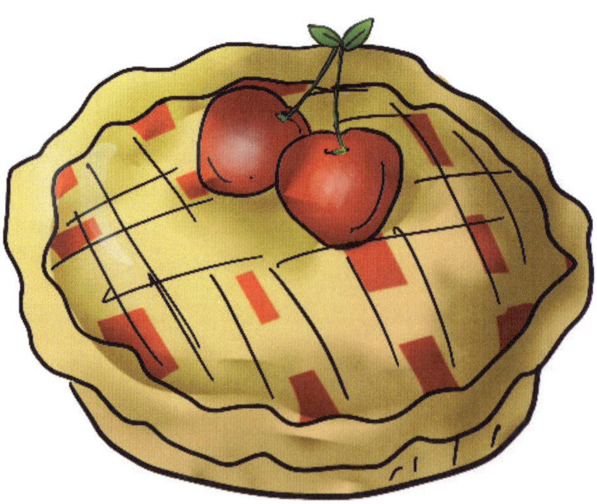

Cherchez l'intrus

Un intrus s'est glissé dans chacune de ces listes de fruits et légumes ! Saurez-vous les retrouver ?

Les légumes de l'été :

- Aubergine
- Brocoli
- Carotte
- Chou-fleur
- Courgette
- Poivron
- Panais
- Concombre
- Artichaut
- Betterave
- Tomate
- Haricot vert

Les fruits de l'été :

- Melon
- Pastèque
- Framboise
- Kiwi
- Pêche
- Nectarine
- Abricot
- Cerise

Ma recette de l'été : le gaspacho de melon aux herbes fraîches

Après tous ces efforts, le réconfort ! Voici une recette rafraîchissante dont vous me direz des nouvelles !

Ingrédients pour 4 personnes :

- **2 melons**
- **1 citron**
- **1 tige d'estragon**
- **1 tige de menthe**
- **Huile d'olive première pression à froid**
- **Parmesan (facultatif)**

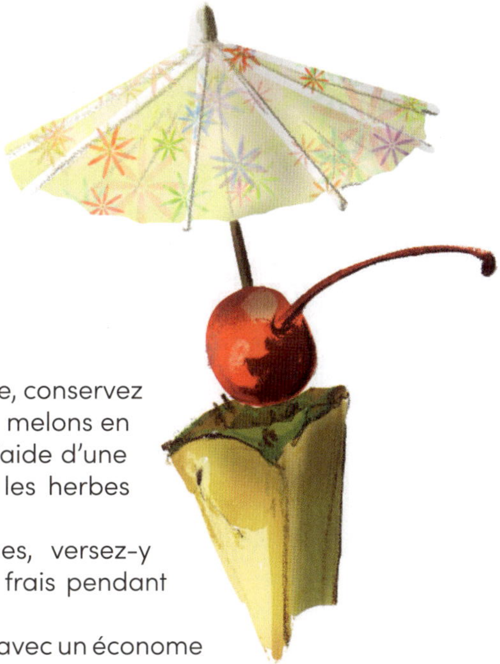

Préparation :
20 min (+ 1 heure de réfrigération)

Pressez le citron. Effeuillez l'estragon et la menthe, conservez quelques feuilles pour la décoration. Coupez les melons en deux et retirez les graines. Prélevez la pulpe à l'aide d'une cuillère, puis mixez-la avec le jus du citron et les herbes jusqu'à obtenir une texture fine.
Répartissez votre gaspacho dans des verrines, versez-y quelques gouttes d'huile d'olive et réservez au frais pendant 1 heure.
Avant de servir, faites des copeaux de parmesan avec un économe et répartissez-les dans vos verrines. Parsemez de quelques feuilles de menthe ou d'estragon.

Servir bien frais.

Chapitre 7

Les superaliments

Les superaliments sont des baies, des graines, des fruits, des légumes ou même des algues, qui possèdent de fortes teneurs en substances nutritives bénéfiques pour la santé. Petit tour d'horizon...

La spiruline

D'une couleur bleu-vert, la spiruline renferme une grande quantité de protéines, dont les huit acides aminés essentiels, des acides gras insaturés et de la chlorophylle. Elle est également riche en sélénium, en zinc, en fer, en manganèse, en cuivre et en vitamines B12 et E.

La chlorella

C'est une algue d'eau douce, extrêmement riche en chlorophylle. Elle est également riche en vitamines B et C ainsi qu'en minéraux, dont le magnésium et le fer. La chlorella détoxifie le corps, renforce la flore intestinale, contribue à éliminer les métaux lourds et aide à la digestion en général.

La maca

Cette racine originaire des Andes est utilisée pour son fort pouvoir antioxydant et sa richesse en vitamine C et en fer. Elle a également un effet sur l'humeur, avec une action anti-stress. De plus, elle favorise la fertilité, lutte contre la fatigue et booste l'immunité.

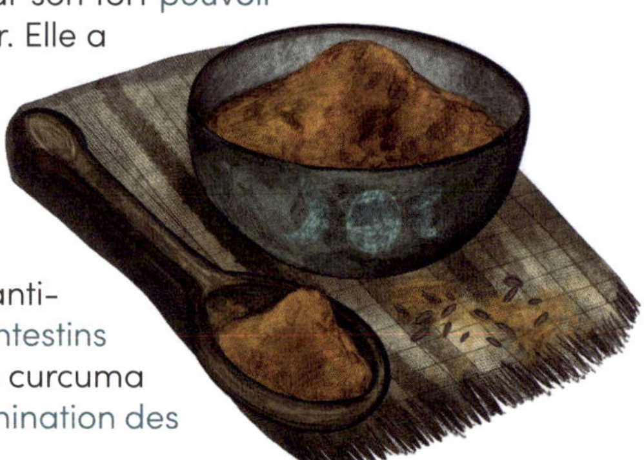

Le curcuma

Cette racine orange vif est une puissante anti-inflammatoire. Elle a un effet bénéfique sur les intestins et est également un bon cicatrisant gastrique. Le curcuma améliore les fonctions biliaires, ce qui facilite l'élimination des polluants et neutralise les radicaux libres.

Le matcha

Ce célèbre thé japonais regorge de bienfaits. Il contient de puissants antioxydants, des acides aminés, du calcium, des fibres et des vitamines. Ce thé en poudre aide à lutter contre le stress, à embellir la peau, à réguler le taux de cholestérol et il est également bénéfique en cas de diabète.

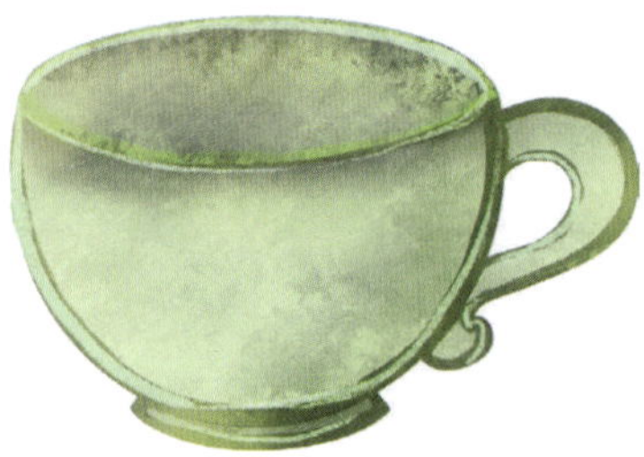

Le kéfir

Cette boisson fermentée nous apporte une grande quantité de vitamines, minéraux et probiotiques.
C'est la boisson parfaite pour stimuler nos défenses immunitaires et entretenir la santé de notre microbiote intestinal.

Le kombucha

Cette boisson, résultant de la lactofermentation d'une souche de champignon et de thé, contient des ferments prébiotiques, des composés antibactériens et détoxifiants. Elle favorise l'équilibre acido-basique, rééquilibre les intestins, booste l'immunité et augmente la vitalité en général.

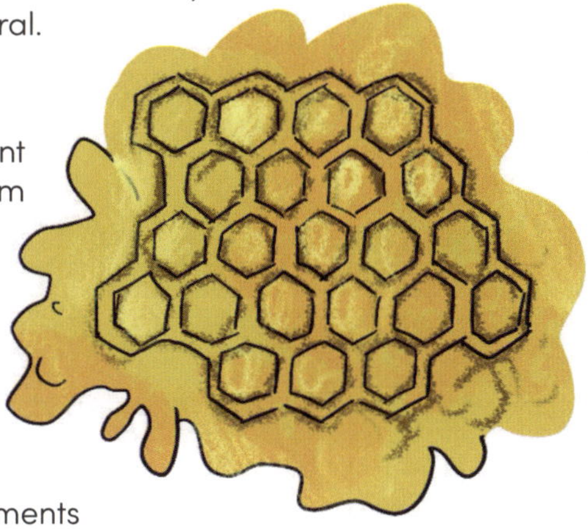

Le vinaigre de cidre

Cet indispensable de nos cuisines est particulièrement riche en potassium, en phosphore, en magnésium et en silicium. Il a de multiples vertus : il stimule l'immunité, aide à lutter contre la fatigue, les maux de gorge, les infections urinaires et les problèmes digestifs.

Le pollen frais

C'est un antibiotique naturel, riche en acides aminés, en antioxydants, en minéraux, en oligoéléments et en vitamines. Il favorise l'immunité, le bon équilibre de la flore intestinale et aide à lutter contre la fatigue et le stress.

Les graines de chia

Elles sont de véritables petites bombes pour la santé : riches en fer, en calcium, en potassium, en oméga-3, en magnésium et en antioxydants.
Elles contiennent beaucoup de protéines et favorisent l'équilibre acido-basique et la bonne santé intestinale.

La baie d'açaï

Cette petite baie rappelle la myrtille avec sa couleur mauve, qui est due à la présence de pigments antioxydants. Elle est très populaire pour ses propriétés énergétiques.

L'acérola

Ce fruit tropical est une excellente source de vitamine C mais également de fer, de flavonoïdes et d'antioxydants. Elle est excellente pour notre système immunitaire et nous aide à lutter contre les infections.

Mots croisés

1. Ces fruits riches en antioxydants ont une couleur rouge-orangé et sont récoltés d'août à octobre. Ils sont ensuite séchés à l'ombre puis au soleil, afin d'obtenir des fruits séchés à l'extérieur tout en préservant l'onctuosité de la pulpe.
2. Naturellement riches en magnésium, ses fèves participent à notre bien-être mental.
3. Appelée « fruit de la vie », symbole de l'amour et de la fertilité dans les mythes anciens. Elle contient des graines entourées d'une pulpe rose, juteuse, sucrée et légèrement acidulée, riche en fibres et vitamines.
4. Plante de la famille des linacées réputée pour ses graines que l'on consomme telles quelles ou que l'on transforme en huile.
5. Racine très consommée dans la médecine traditionnelle indienne pour ses propriétés anxiolytiques.
6. Il s'agit de l'une des plantes les plus cultivées sur la planète, on utilise ses jeunes pousses principalement sous forme de poudre ou de jus car elles renforcent le système immunitaire.
7. Graines mucilagineuses largement utilisées pour réguler le transit intestinal.
8. Cette cyanobactérie se développe à la surface de l'eau et est l'une des sources les plus riches en antioxydants.

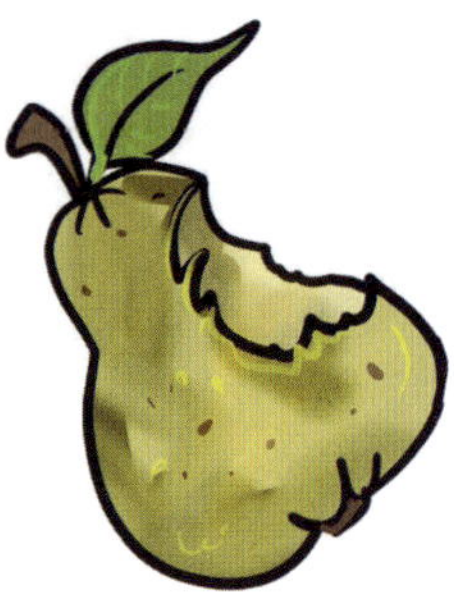

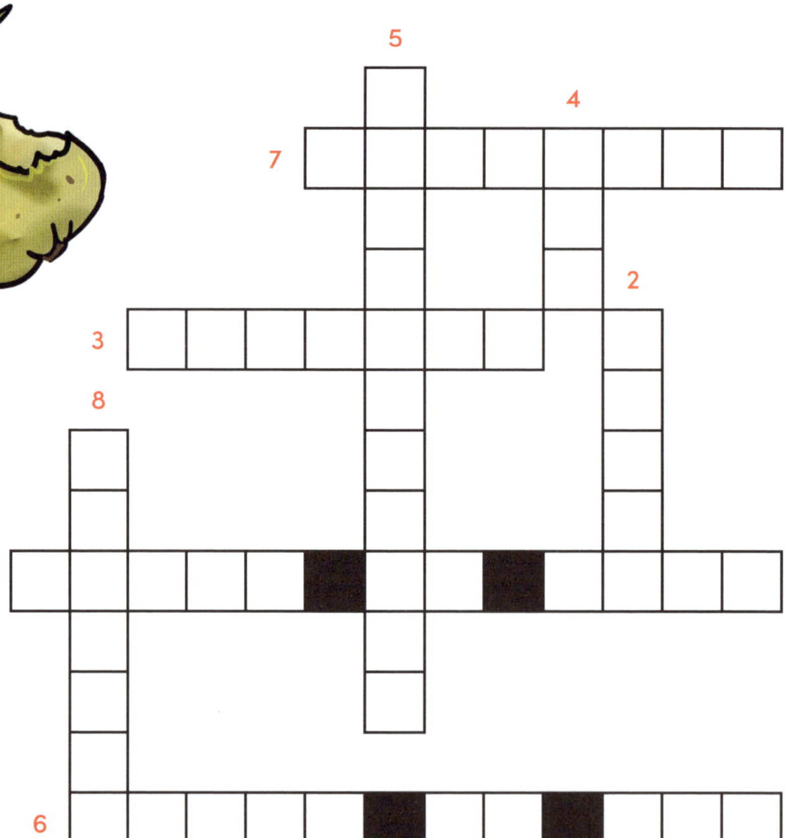

LE SAVIEZ-VOUS ?

L'aloe vera, un superaliment !

Bien connu pour ses bienfaits sur la peau, saviez-vous que l'aloe vera est un superaliment ?
Un peu d'histoire : L'aloe vera est utilisé depuis des millénaires. L'une des premières traces de son usage thérapeutique a été trouvée sur des tablettes d'argile sumériennes remontant à 2 000 ans avant Jésus-Christ.
En Égypte, le célèbre papyrus Ebers, traitant de médecine, donne de nombreuses formulations à base d'aloe vera et détaille ses vertus médicinales. D'ailleurs, cette plante aurait été utilisée comme rituel de beauté par des reines égyptiennes, notamment Néfertiti et Cléopâtre.
On retrouve également des recettes contenant de l'aloe vera dans les écrits *De materia medica* de Dioscoride, et *Histoire naturelle* de Pline l'Ancien.
Au Moyen Âge, l'usage médical de l'aloe vera se répand en Europe, notamment pendant les croisades, au cours desquelles les templiers utilisaient une boisson à base d'aloe vera et de chanvre appelée « l'élixir de Jérusalem ».
De même, Christophe Colomb aurait consigné dans son journal de bord l'utilisation du « docteur en pot » en cas de maladie ou de malnutrition de ses équipages.
L'aloe vera fait également partie des superaliments, car il possède de nombreux bienfaits pour notre santé et est un véritable allié pour notre organisme : en cure, il permet de gagner en énergie, de renforcer le système immunitaire et de mieux gérer le stress.
Il stimule le système digestif et le protège grâce à son action anti-inflammatoire, surtout en cas de brûlures d'estomac ou de reflux gastro-œsophagien. En préventif, il crée une barrière protectrice pour éviter les intoxications alimentaires.
Le gel d'aloe vera est également très riche en nutriments (acides aminés, vitamines, minéraux...) et booste la vitalité de l'organisme.

Recette à trous : *nice cream* à la baie d'açaï

Saurez-vous reconstituer la recette à trous grâce aux éléments dont vous vous souvenez ?

LAIT VÉGÉTAL | FRAMBOISES | ONCTUEUSE | TOPPING | SANS LACTOSE
CONSISTANCE | GRANOLA | CONGELÉE | BAIES D'AÇAÏ | FRAISES

La *nice cream* est une glace vegan à base de fruits. Sans sucres ajoutés, sans gluten, ..., voilà une gourmandise saine et rafraîchissante !
Le secret de cette glace réside dans la banane congelée, car c'est elle qui offre cette texture .... semblable aux glaces du commerce.
Ingrédients :

- 1 banane bien mûre ....
- 1 cuillerée à soupe de poudre de ....
- 100 g de ....
- 100 g de ....
- Un peu de lait de coco en fonction de la .... souhaitée
- Des fruits, du ...., de la noix de coco râpée... au choix pour le *topping*

Préparation :
Mixez la banane congelée, la poudre d'açaï et les fruits avec un peu de .... jusqu'à obtention de la consistance souhaitée.
Versez le mélange obtenu dans un bol et disposez le .... à votre convenance.

Chapitre 8

Le pouvoir des plantes

L'usage thérapeutique des plantes est toujours la forme de médecine la plus répandue de par le monde. C'est aussi la plus ancienne, puisque les premières traces d'écrits y faisant référence apparaissent dès l'époque sumérienne, soit environ 3 500 ans avant notre ère.
L'homme a toujours su exploiter les richesses naturelles qui l'entourent pour se nourrir et se soigner. Sur chaque continent se sont ainsi développées différentes traditions, basées sur le savoir empirique qui s'est transmis et enrichi au fil des générations.
La phytothérapie – du grec *phytos*, « plantes », et *terapia*, « soin » –, « le traitement des maladies par les plantes », est indiquée dans la plupart des maladies, que ce soit seule ou en complément d'un traitement. Les plantes possèdent en effet un véritable pouvoir, qu'il serait cependant dangereux de sous-estimer ou de considérer comme forcément bénéfique sous prétexte que ce soit naturel.

Les différentes formes d'utilisation des plantes

Les infusions

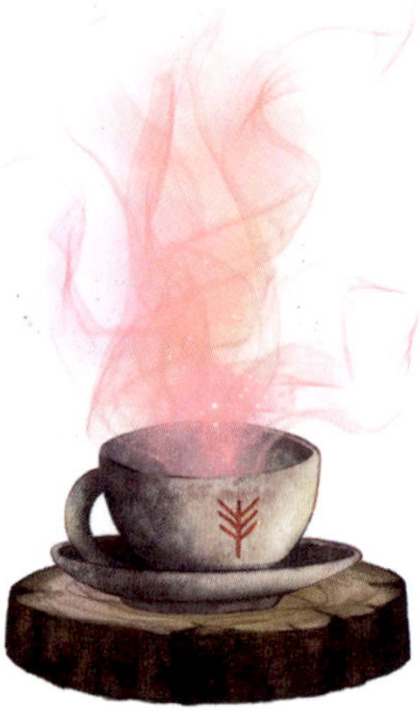

Une infusion s'obtient en versant de l'eau frémissante sur la plante réduite en morceaux et laissée à infuser entre 3 et 10 minutes, selon la plante.
Les infusions se réalisent avec des plantes pour lesquelles les principes actifs sont faciles à extraire, comme les fleurs, les feuilles ou les sommités.

Les décoctions

Elles concernent les végétaux dont les principes actifs sont plus difficiles à extraire, comme l'écorce, les racines et certaines graines. Les éléments de la plante concernés sont réduits en morceaux et on les fait bouillir entre 10 et 20 minutes, avant de filtrer le liquide.

Les macérâts

Les macérations se pratiquent lorsque les substances actives de la plante risquent d'être détruites par la chaleur ou nécessitent un temps très long pour se dissoudre.
Elles consistent à mettre pendant plusieurs heures, ou plusieurs jours, la plante réduite en poudre ou en petits morceaux sous l'action d'un liquide froid, comme le vin, le vinaigre, l'alcool ou encore l'eau.
Les macérations se consomment donc froides pour ne pas altérer les vertus des plantes.

Les onguents

Les onguents sont des préparations à usage externe destinés à être appliqués sur la peau ou les muqueuses. Ils sont obtenus à partir d'une macération de plantes dans une huile végétale ou un autre corps gras.

Les sirops

Du miel ou du sucre mélangés à parts égales à une infusion ou une décoction donne, sous l'effet de la cuisson, un sirop. Le mélange est cuit à feu doux pour éviter qu'il ne caramélise et est régulièrement tourné à l'aide d'une cuillère en bois, jusqu'à ce qu'il prenne une consistance sirupeuse.

Les teintures-mères

Cette préparation résulte de l'extraction des principes actifs d'une plante par macération, dans de l'alcool éthylique à 60, 70, 80 ou 90 degrés selon le cas, de poudre de plante fraîche ou de plante sèche.

Les alcoolatures

Il s'agit d'une préparation liquide, obtenue par macération d'une plante fraîche dans l'alcool.

Les extraits

Les extraits sont le résultat d'une extraction des principes actifs d'une matière végétale par un ou plusieurs solvants, que l'on laisse ensuite s'évaporer pour obtenir une consistance liquide ou solide. Les extraits ont la particularité d'être très actifs puisque très concentrés.

Les poudres de plantes

Elles sont obtenues à partir de la plante entière ou d'une partie de celle-ci par différents procédés, comme la pulvérisation ou l'atomisation, puis le tamisage.

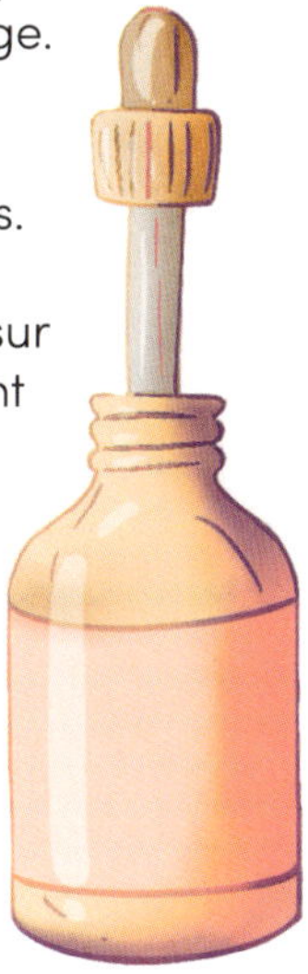

Les huiles essentielles

Leur appellation vient de leur aspect huileux, mais elles ne sont pas grasses. Il s'agit des essences végétales obtenues par distillation.
L'aromathérapie est une branche spécifique de la phytothérapie. Elle repose sur une utilisation précise des huiles essentielles et fait l'objet d'un développement à part.

Les hydrolats

Tout comme les huiles essentielles, les hydrolats sont extraits de l'alambic : ils sont les résidus de la distillation des plantes aromatiques. Les hydrolats sont donc très odorants. Plus simples d'utilisation que les huiles essentielles puisqu'ils ne nécessitent pas d'être dilués au préalable, ils sont également moins irritants pour la peau et les muqueuses. Les hydrolats de fleurs sont également appelés eaux florales, dont la plus connue est certainement l'eau de rose.

Les cataplasmes

Il s'agit d'une application directe sur la peau d'une plante fraîche écrasée et mise dans une gaze, ou à même la partie malade.

Les lotions

Les lotions sont des mélanges à base d'eau et de plantes (infusion, décoction ou teinture diluée), parfois additionnées de quelques gouttes d'huile essentielle.
Elles s'utilisent en friction, en massage ou encore en tamponnant directement la peau avec une compresse.

Les inhalations humides et bains de vapeur

Pour faire un bain de vapeur, on utilise des plantes médicinales riches en huile essentielle. En versant de l'eau bouillante sur des plantes sèches ou fraîches, la vapeur d'eau mêlée aux essences des plantes va traiter la peau et les muqueuses avec lesquelles elle entre en contact.

Les bains de plantes

Pour les bains, on utilisera des plantes médicinales en infusion, décoction ou même des extraits liquides, pour ainsi permettre au corps de les absorber. Vous pouvez mettre directement les plantes dans une baignoire, ou une infusion/décoction de plantes, et vous y immerger entièrement pour faire un bain complet, ou en partie pour un bain local.

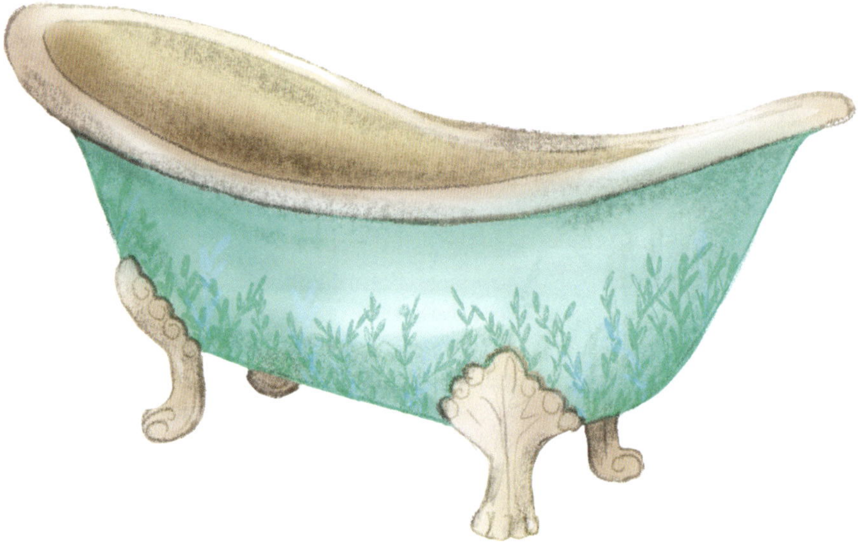

La gemmothérapie

En gemmothérapie, on utilise les vertus des tissus embryonnaires végétaux en pleine croissance, tels que les jeunes pousses, bourgeons et radicelles, qui sont préparés par macération dans un mélange d'eau, de glycérine et d'alcool pour obtenir un extrait que l'on nomme macérât glycériné.

Les élixirs floraux

Un élixir floral est une eau dans laquelle on aurait transféré le taux vibratoire d'une fleur, qui a des vertus d'harmonisation de nos émotions.
Ces élixirs sont obtenus par un procédé d'infusion solaire ou par ébullition. Les élixirs floraux les plus célèbres sont certainement ceux du docteur Bach.

Coloriage

Jeux à relier

Reliez les différentes formes d'utilisation des plantes à la description correspondante.

Sont issus de la vapeur d'eau suite à la distillation	○	○	Les extraits
Ont la particularité d'être très concentrés	○	○	La gemmothérapie
Contiennent le taux vibratoire d'une fleur	○	○	L'huile essentielle
Concerne les végétaux dont les principes actifs sont difficiles à extraire	○	○	La teinture-mère
Utilise les végétaux à l'apogée de leur croissance	○	○	Les hydrolats
Se pratique lorsque les principes actifs de la plantes risquent d'être détruits pas la chaleur	○	○	Les élixirs floraux
Son appellation vient de son aspect	○	○	L'infusion
Utilisée pour extraire les principes actifs des feuilles et sommités fleuries	○	○	La décoction
Résultat de l'extraction des principes d'une plante dans un macérât d'alcool	○	○	La macération

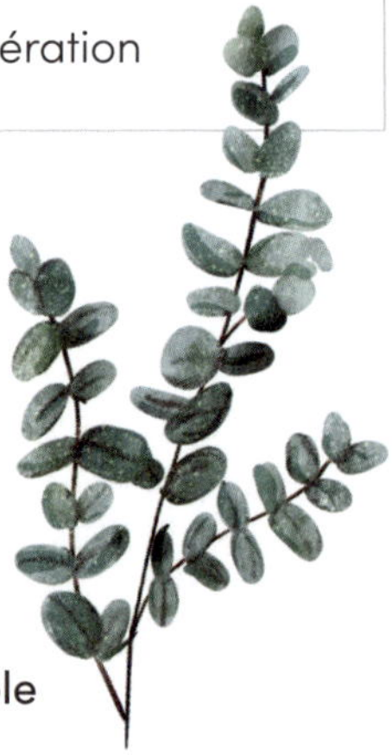

Testez-nous !

L'infusion glacée pêche et verveine

La saveur de la verveine odorante et celle de la pêche se marient à merveille ! Il faut juste penser à faire cette infusion un peu à l'avance pour lui laisser le temps de bien refroidir.

Ingrédients :

- **1 L d'eau**
- **1 bonne poignée de feuilles de verveine odorante fraîche, si possible**
- **1 pêche**

Préparation :

Faites infuser la verveine 5 minutes dans l'eau frémissante, puis filtrez.

Coupez la pêche en quartiers et mélangez-la à l'infusion. Laissez refroidir.

Ajoutez quelques glaçons et dégustez bien frais !

Le macérât huileux de calendula

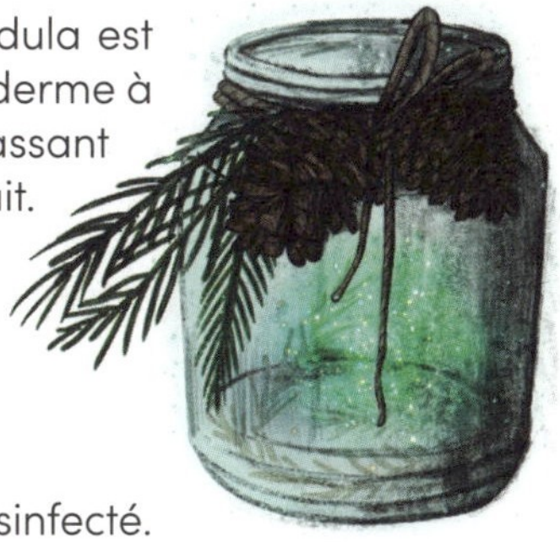

Connu pour ses vertus cicatrisantes et apaisantes, le calendula est idéal pour les peaux fragilisées et irritées ; il aidera votre épiderme à se reconstruire. Vous pouvez appliquer une noix d'huile en massant délicatement la zone concernée et laisser poser toute une nuit.

Ingrédients :

- **Un bocal en verre**
- **Des fleurs de souci (calendula) fraîches ou sèches**
- **De l'huile de pépins de raisin**

Préparation :

Placez les fleurs dans votre bocal en verre préalablement désinfecté. Puis recouvrez-les entièrement d'huile. Fermez votre bocal et placez-le au soleil pour garantir une chaleur douce. Laissez macérer pendant 3 semaines avant de filtrer et de transférer l'huile obtenue dans un flacon teinté. Pensez à étiqueter. Votre macérât de calendula est prêt !

Synergie aux huiles essentielles pour apaiser les piqûres d'insectes

Ingrédients :

- **Un flacon ou roll-on**
- **10 gouttes d'huile essentielle de géranium rosat**
- **10 gouttes d'huile essentielle de citronnelle de Java**
- **10 gouttes d'huile essentielle de lavande aspic**
- **60 gouttes d'huile de noyau d'abricot**

Préparation :

Versez l'ensemble des ingrédients dans votre flacon ou roll-on, et mélangez bien avant utilisation.

Vous pouvez appliquer cette synergie sur votre piqûre jusqu'à 4 fois par jour.

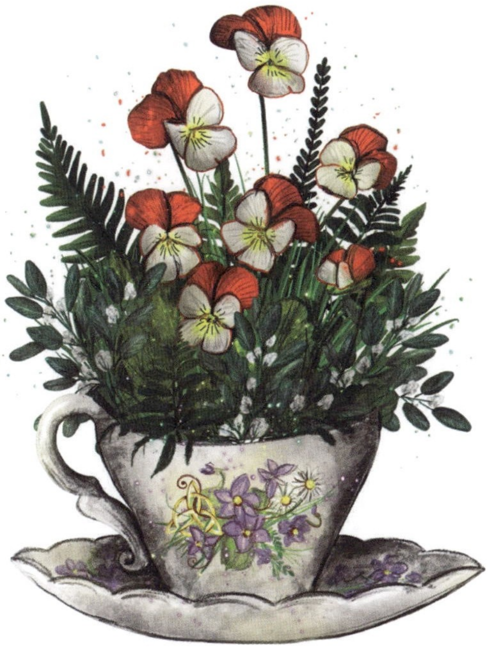

Chapitre 9

L'hydrothérapie

L'hydrothérapie consiste en l'utilisation des vertus de l'eau à des fins thérapeutiques.
Cette pratique était couramment employée pendant l'Empire romain, époque à laquelle les citoyens fréquentaient quotidiennement le bain communal.
En Inde, la purification physique mais aussi spirituelle par l'eau a également toujours fait partie des habitudes quotidiennes.
Dans les pays nordiques, les bains de vapeur sont utilisés depuis plus de 1 000 ans, tandis que les Amérindiens ont leurs huttes de sudation.
La pratique du thermalisme et de la thalassothérapie connaît une popularité importante en Occident jusqu'à la Seconde Guerre mondiale, mais les progrès considérables de la médecine ont occulté peu à peu l'intérêt de l'hydrothérapie.
Les vertus de l'eau varient selon différents critères :

- sa température ;
- sa composition chimique ;
- la façon dont elle est utilisée : bains, douches, jets, compresses...

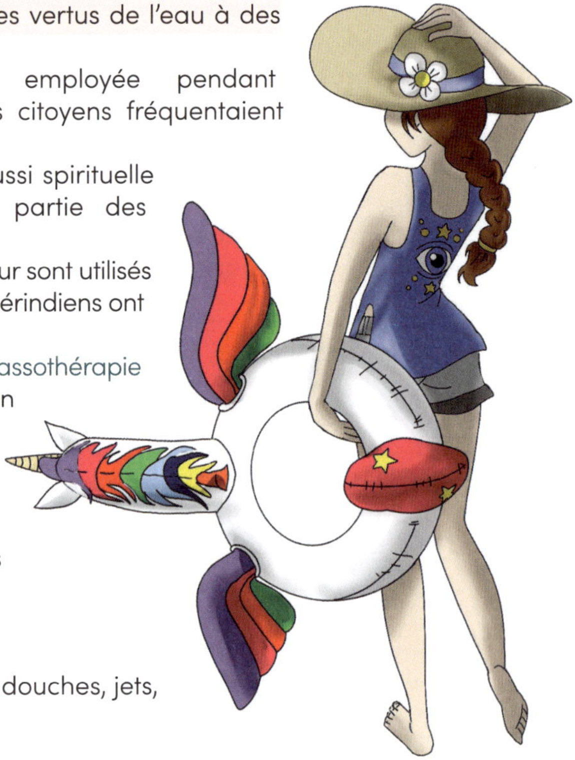

Différence entre thalassothérapie et cure thermale

La thalassothérapie utilise les vertus de l'eau de mer.
La cure thermale utilise les vertus de l'eau minérale.
La spécificité des eaux thermales dépend de sa provenance. On peut les classifier selon leurs caractéristiques chimiques :

- **Eau sulfurée ou sulfatée :** eau riche en soufre, utilisée pour le traitement des voies respiratoires et des problèmes de peau, puisqu'elle exerce des effets anti-inflammatoires, antifongiques, régénérateurs de l'épiderme et anti-démangeaisons.
- **Eau chlorurée :** eau chargée en chlorure de sodium, préconisée pour favoriser la croissance.
- **Eau bicarbonatée :** eau contenant un fort taux de bicarbonate, idéale pour les affections gastro-intestinales et dermatologiques.

L'hydrothérapie externe

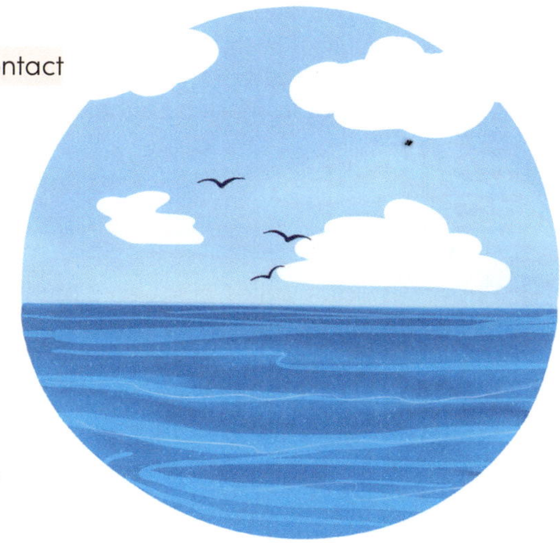

En hydrothérapie externe, l'eau est mise en contact avec la peau et les muqueuses.
Sa pratique est donc composée :

- de bains : en piscine, dans une baignoire, le corps ou une partie du corps immergé ;
- de vapeurs ;
- d'enveloppements : mélange d'eau de mer et de vase marine, ou d'eau thermale et de boue thermale, appliqué sur le corps ;
- de compresses froides ou chaudes ;
- de douches simples ou à jets : puissance des jets en fonction de l'objectif du soin ;
- de bains de marche : bassin sous forme de couloir dans lequel la personne marche à contre-courant ;
- de massages pratiqués sous jets d'eau.

L'eau froide : les bains et les compresses d'eau froide font se contracter les vaisseaux, ce qui réduit instantanément l'inflammation et la douleur. Sauf exception, l'eau froide n'est utilisée que pour des traitements de courte durée et l'on fait généralement alterner ceux-ci avec des traitements chauds.

L'eau chaude : elle permet la dilatation des vaisseaux sanguins, diminue la pression artérielle et augmente l'irrigation sanguine de la peau et des muscles. C'est grâce à l'effet de dilatation que les bains et les compresses d'eau chaude aident à soulager des affections comme les spasmes musculaires, les inflammations articulaires et les douleurs menstruelles.

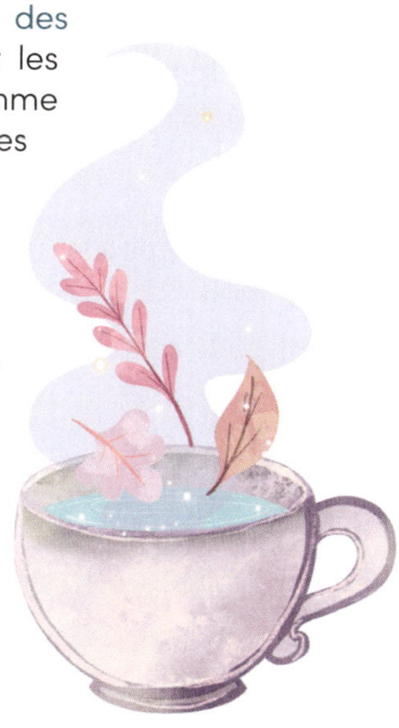

L'hydrothérapie interne

Les minéraux présents dans l'eau (dont certains sont indispensables à la santé, comme le calcium, le potassium, le magnésium, l'iode, etc.) procureraient des effets bénéfiques en pénétrant dans le sang au cours des traitements.
L'hydrothérapie interne comprend :

- l'aérosolthérapie (inhalations) ;
- les gargarismes ;
- la nébulisation ;
- la cure de boissons ;
- les irrigations.

Testez vos connaissances : les cures thermales

1. La cure thermale, c'est :
   a. Des soins en piscine.
   b. Une cure de boissons.
   c. Des ateliers bien-être.
   d. Tout ça à la fois.

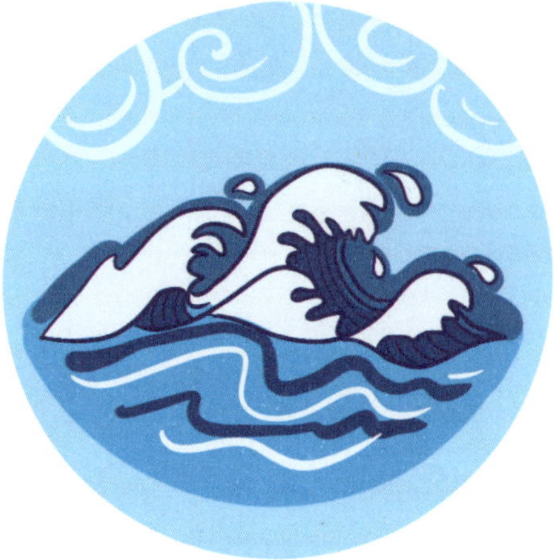

2. Combien d'orientations médicales peuvent être traitées par la médecine thermale ?
   a. 8
   b. 10
   c. 12
   d. 14
3. Parmi ces pathologies, lesquelles peuvent être traitées en cures thermales conventionnées ?
   a. L'anxiété.
   b. Les troubles gynécologiques.
   c. La constipation sévère.
   d. Toutes.
4. Les cures thermales sont entièrement remboursées par la Sécurité sociale.
   a. Vrai
   b. Faux
5. La durée d'une cure thermale conventionnée est :
   a. Toujours la même.
   b. Définie par le médecin traitant à la prescription.
   c. Variable en fonction de la pathologie.
6. Lors d'une cure, vous voyez le médecin thermal :
   a. 1 fois.
   b. 3 fois ou plus si besoin.
   c. Seulement si vous le souhaitez.
7. L'eau thermale est la même d'une station à l'autre, elle possède les mêmes propriétés.
   a. Vrai
   b. Faux
8. Les enfants peuvent suivre une cure thermale à partir de :
   a. 3 mois.
   b. 3 ans.
   c. 6 ans.

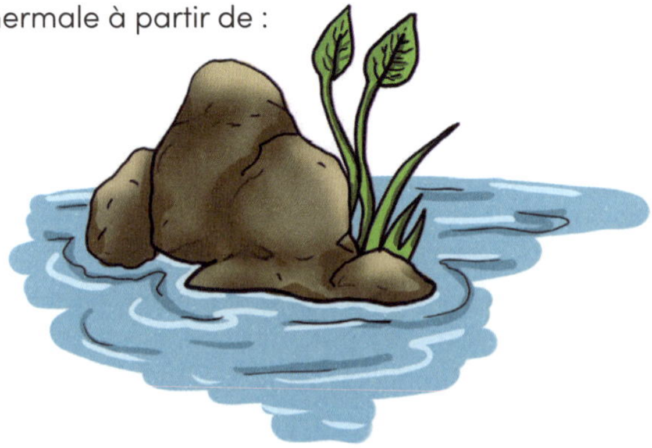

Le bain détoxifiant à la maison

Les bains détoxifiants aident notre corps à éliminer les toxines tout en absorbant des sels minéraux nécessaires à notre métabolisme.

Ingrédients :

- ½ tasse de bicarbonate de soude : connu pour ses propriétés nettoyantes et antifongiques, il laisse également la peau très douce.
- ¼ de tasse de sel de l'Himalaya : puissant antistress, il lutte contre la rétention d'eau, améliore la circulation sanguine et lymphatique, soulage les douleurs musculaires, diminue la sensation de fatigue et soutient le système immunitaire.
- 3 bouchons de l'hydrolat de votre choix, suivant vos odeurs favorites (hydrolat de lavande, fleur d'oranger...).
- Des plantes fraîches : roses, romarin, lavande, eucalyptus, etc.

Attention : ce type de bain peut créer une déshydratation, c'est pourquoi vous devez vous assurer d'être bien hydraté avant de prendre votre bain. Il est recommandé de boire un grand verre d'eau à température ambiante avant et de continuer à s'hydrater pendant le bain. Il est possible de transpirer pendant quelques minutes, votre corps évacue. Si vous commencez à avoir trop chaud, ajoutez de l'eau fraîche jusqu'à ce que vous vous sentiez à l'aise.

Recette contre l'insomnie : sirop de camomille et de cataire

Les vacances, c'est aussi le moment idéal pour se déconnecter des tracas du quotidien et prendre soin de soi. Cela passe en parti par le sommeil. Afin de calmer le mental et de vous offrir un sommeil réparateur bien mérité, suivez le guide !
Ingrédients pour 500 ml :

- **30 g de camomille séchée**
- **30 g de cataire séchée**
- **500 ml d'eau**
- **250 ml de miel**

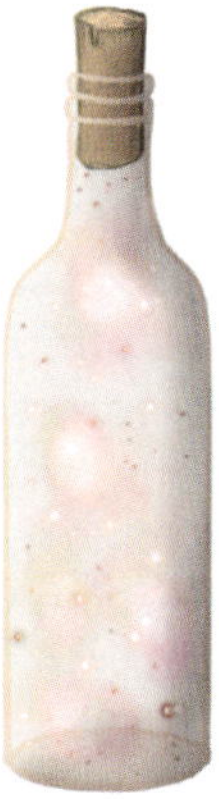

Dans une casserole, mélangez la camomille, la cataire et l'eau. Faites mijoter à feu doux, couvrez partiellement la casserole, et laissez le mélange réduire de moitié.
Versez dans un verre mesureur, puis transférez à nouveau dans la casserole à travers un morceau d'étamine humide ; essorez l'étamine et les herbes pour en extraire tout le liquide.
Ajoutez le miel et faites chauffer à feu doux sans cesser de mélanger, jusqu'à atteindre une température comprise entre 40 et 43 °C.
Versez le sirop dans un bocal ou une bouteille en verre stérilisé, placez au réfrigérateur.
Prenez 1 cuillère à soupe 30 minutes avant d'aller dormir. Les enfants de moins de 12 ans ne doivent pas dépasser 1 cuillère à café 30 minutes avant d'aller dormir.
Précautions particulières : ne consommez pas de cataire si vous êtes enceinte. L'utilisation de la camomille est proscrite si vous êtes allergique aux plantes de la famille des Astéracées ou si vous prenez des anticoagulants.
Même si la camomille et la cataire sont des herbes au pouvoir très relaxant, cette recette est suffisamment douce pour être administrée aux enfants qui souffrent de temps en temps d'insomnie. Ce sirop se conserve jusqu'à 6 mois au réfrigérateur.

Chapitre 10

Le soleil, bienfaits et méfaits

L'héliothérapie, du grec *hêlios*, « soleil », est une science naturelle qui fonde ses traitements sur l'exposition au soleil.

Cette pratique très ancienne était déjà connue et exploitée par les Égyptiens, les Romains et les Grecs, qui faisaient un usage médical de la lumière du soleil.

Prendre le soleil est indispensable pour l'hygiène vitale.

Lorsque nous n'absorbons pas suffisamment de lumière solaire, nous perdons de l'énergie.

Nous avons besoin de prendre vingt minutes de soleil par jour, sur notre peau nue et à travers nos yeux, pour être en bonne santé. C'est un temps modéré mais indispensable.

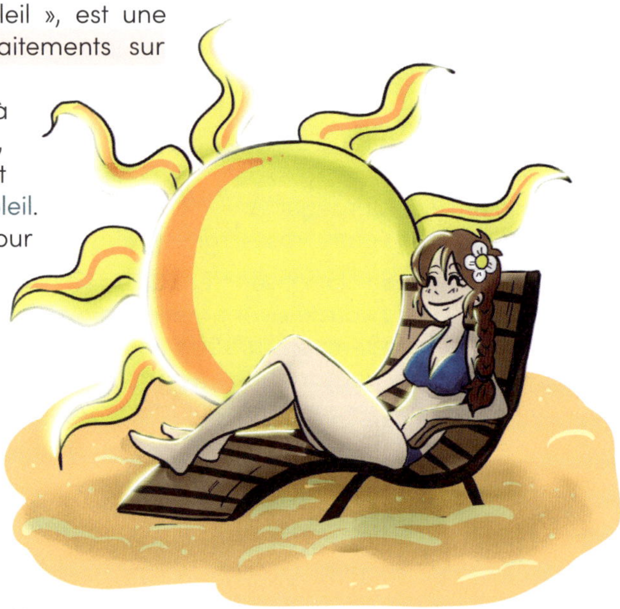

Les bienfaits du soleil sont nombreux

Il synchronise notre horloge interne qui régule l'alternance veille/sommeil, la température du corps, la sécrétion des hormones...

Il entraîne également la production de neurohormones (dopamine, sérotonine) ayant un impact sur l'humeur, l'appétit et le sommeil.

Les effets de la sérotonine contribuent également à diminuer le risque de dépression en hiver, lorsque les jours sont plus courts.

Sous l'effet des UV, notre peau synthétise la vitamine D, qui permet notamment de fixer le calcium et le phosphore nécessaires à la croissance et à la résistance des os. La vitamine D entraîne aussi une meilleure assimilation du magnésium et aide à lutter contre le stress et l'anxiété.

La vitamine D a d'autres actions :

- elle protège des inflammations ;
- abaisse la tension ;
- empêche les crampes musculaires ;
- améliore la fonction cérébrale ;
- protège contre différents types de cancer ;
- améliore la santé cardiaque et empêche les maladies cardio-vasculaires ;
- améliore la sphère psycho-émotionnelle.

La lumière du soleil stimule également la production d'un neurotransmetteur qui favorise la concentration, la mémoire et l'apprentissage. Ceci a pour effet de prévenir les maladies neurodégénératives.

Le soleil stimule le système immunitaire et joue un rôle dans la prévention de certaines maladies.
La chaleur du soleil (les infrarouges) permet la sécrétion d'endorphines, qui ont un effet relaxant sur les muscles et procurent une sensation de bien-être.
La fatigue chronique, le stress chronique, les troubles de l'anxiété, les crises de panique sont donc diminués par l'exposition au soleil.

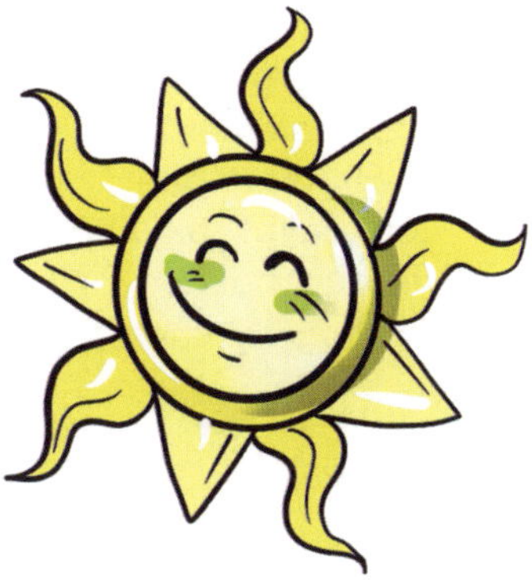

Comment bien profiter de tous les bienfaits du soleil ?

L'idéal est de s'exposer tous les jours ou au moins 3 fois par semaine, entre 15 et 20 minutes en été, davantage en hiver car le rayonnement solaire est moins efficace.
L'exposition des avant-bras et des jambes suffit. Et il faut éviter, pendant ce court bain de soleil, le port de lunettes de soleil et la crème solaire, qui empêche les UV de pénétrer dans la peau. Durant le plein été, préférez une exposition directe avant 11 h et après 17 h.
Donc pour notre santé, abandonnons les séances intensives de bronzage de l'été à grand renfort de crème solaire, pour de simples petites expositions répétées quotidiennement !
Bien que son effet bénéfique soit remarquable, les effets négatifs d'une exposition au soleil prolongée au fil du temps peuvent endommager le système épidermique, avec un risque accru d'apparition de mélanomes.

N'ayez crainte : en respectant les conditions d'exposition et en adoptant une alimentation riche en fruits et légumes, en huiles végétales de bonne qualité et en poissons gras, les antioxydants de votre menu permettront de lutter contre le vieillissement prématuré de la peau occasionné par le rayonnement solaire.

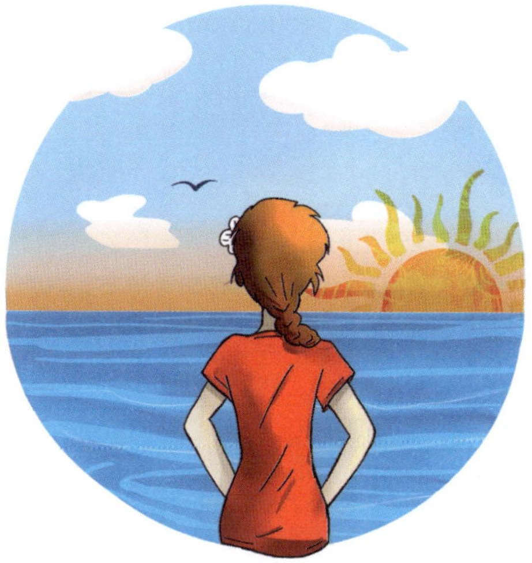

Du soleil et des dieux !

Saurez-vous retrouver les noms des divinités du Soleil de ces différents panthéons ?

1. Ma sœur jumelle est la déesse de la Lune et de la chasse.
2. Pour les Grecs, je suis la personnification du Soleil, que mon char tire à travers le ciel.
3. Je suis la déesse dont la famille impériale japonaise descendrait.
4. Pour les Aztèques, je suis le dieu du Soleil, de la guerre et le maître du monde.
5. Inlassablement poursuivie par le loup Sköll, qui finira par m'attraper, je suis une déesse nordique.
6. Dieu égyptien du Soleil, j'affronte chaque soir les forces des ténèbres pour renaître chaque matin.

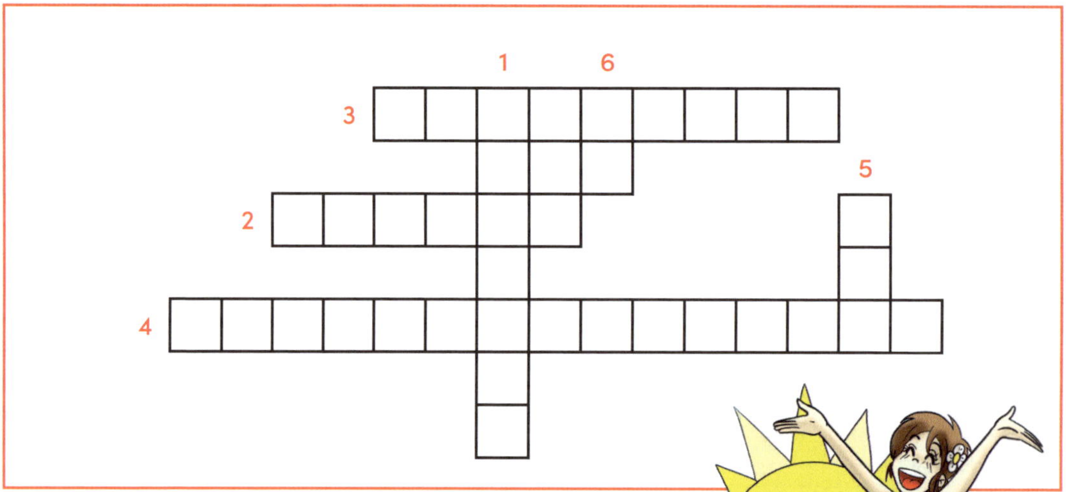

Méditation : accueillir les énergies de l'été

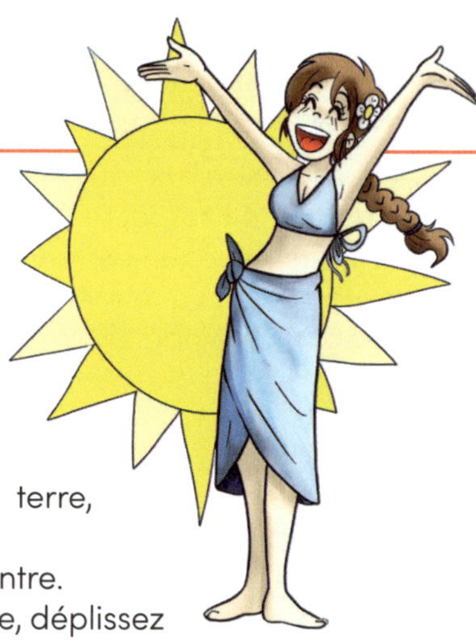

L'été est une période propice à la pratique de la méditation. Nous avons plus de temps, notre rythme d'activité ralentit. La méditation nous servira à canaliser l'énergie du feu de l'été.
Confortablement installé, fermez les yeux et concentrez-vous sur votre respiration quelques secondes.
Imaginez des racines qui poussent de vos pieds à la terre, très profondément.
Relâchez vos mollets, vos cuisses, votre bassin et votre ventre.
Relâchez également vos bras, vos épaules, votre mâchoire, déplissez le front et laissez rouler vos yeux vers l'arrière.
Concentrez-vous de nouveau sur votre respiration ventrale, puis sur la chaleur qui envahit votre corps progressivement jusqu'à former une bulle douce et agréable autour de vous.
Enfin, laissez venir ce qui doit venir, des sensations, des mots, des rêves éveillés, une couleur, un parfum…
Puis, quand ce sera le bon moment pour vous, vous pourrez prendre trois grandes respirations et ouvrir les yeux.
Il n'y a pas de temps précis à respecter pour méditer, pour certains ce sera 5 minutes, 1 heure pour d'autres, et c'est bien ainsi. Le tout est de s'amuser !

À la suite de votre méditation, vous pouvez prendre un temps pour écrire.

Comment je me sens ?

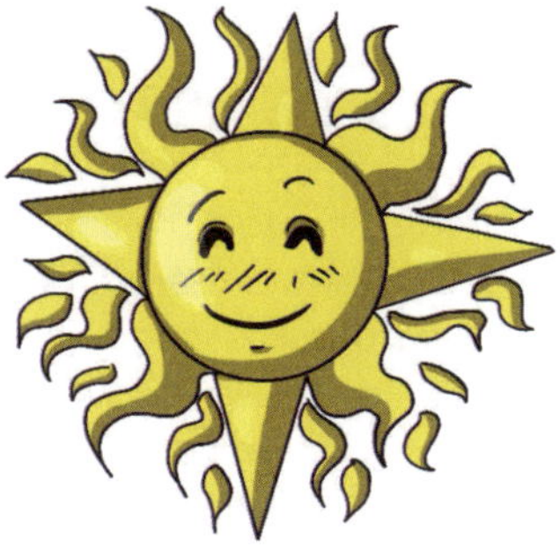

Qu'est-ce que cela m'a apporté ?

Quels messages, mots ou autres sont venus à moi ?

Vrai ou faux

Saurez-vous dénicher les idées reçues sur le soleil ?

	Vrai	Faux
Il n'est pas nécessaire de protéger sa peau lorsqu'on est bronzé.		
Il faut fuir le soleil.		
Beaucoup d'huiles sont photosensibilisantes.		
Plus il fait chaud, plus le soleil est dangereux.		
S'il y a des nuages, je ne risque rien.		
Si je mets une protection solaire, je ne vais pas bronzer.		
L'huile de monoï protège la peau des rayons UV.		

Chapitre 11

Se reconnecter à la nature

Marcher, contempler, prendre l'air... La nature reste notre meilleur médecin et pourtant, ces dernières années, l'homme s'en est peu à peu coupé.
En naturopathie, cette connexion est primordiale pour avoir un équilibre de vie sain et une bonne santé. Nous faisons partie du monde naturel. Nos rythmes sont les rythmes de la nature. Lorsque nous marchons en forêt et que nous voyons, écoutons, sentons, touchons, etc., notre rythme est en phase avec la nature.
En ouvrant nos sens, nous créons un pont entre nous et le monde naturel, et lorsque nous sommes en harmonie, alors nous commençons à nous apaiser. Notre système nerveux se calme et notre corps se remplit d'énergie, et cette connexion nous donne accès à notre nature profonde.
D'ailleurs, de plus en plus d'études montrent les effets positifs de la nature sur notre organisme, que ce soit sur la santé physique ou psychique.

Les bienfaits de la nature

- Aide à lâcher prise avec le quotidien.
- Ramène à l'instant présent.
- Diminue le stress (diminution du taux de cortisol et adrénaline).
- Favorise la détente et améliore le sommeil.
- Diminue la pression artérielle.
- Augmente notre énergie.
- Apporte l'apaisement et la joie.
- Permet de se sentir plus aligné.
- Améliore les fonctions du métabolisme.
- Améliore les fonctions cardio-vasculaires.
- Diminue le taux de glycémie.
- Abaisse le seuil de la douleur.
- Renforce le système immunitaire.
- Facilite la perte de poids.
- Aide à lutter contre la colère, l'anxiété et la dépression.

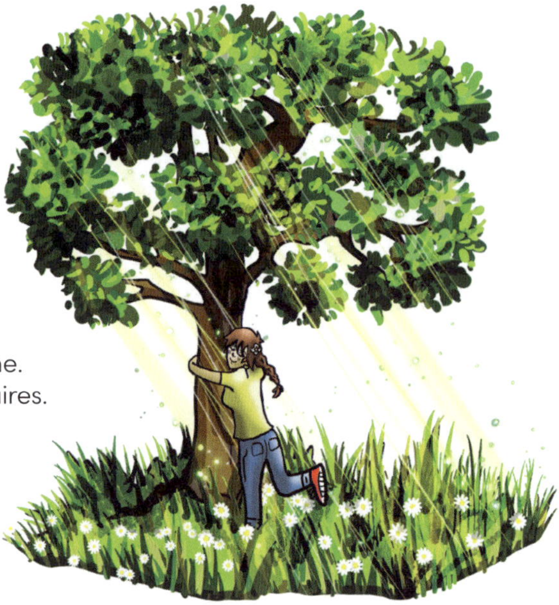

Comment se sentir connecté à la nature

La sylvothérapie

Originaire du Japon, le *shinrin-yoku* ou sylvothérapie, des mots latins *silva*, qui signifie « forêt », et *therapeia*, qui veut dire « cure », désigne la guérison par les arbres.
Pratiquée depuis des décennies au Japon et plus récemment en Europe, le bain de forêt a de nombreuses vertus, similaires à celles vu précédemment.
En pratique, il s'agit simplement de promenades en forêt et en pleine conscience. L'activation de nos sens nous permet alors d'accéder à un état de bien-être.

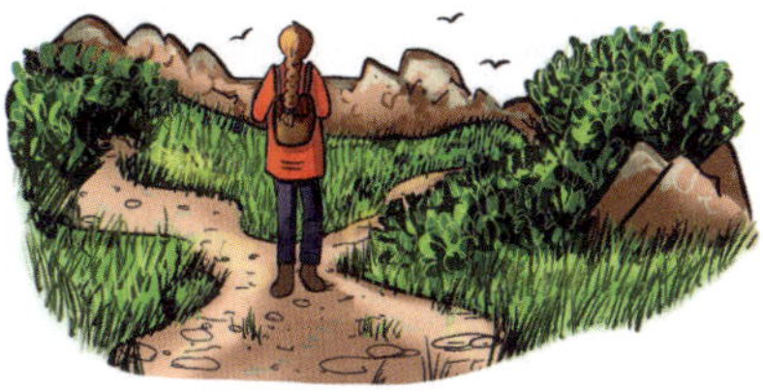

Dans la tradition japonaise du « bain de forêt », on recommande des promenades régulières de 2 heures idéalement pour bénéficier de tous ses bienfaits, même si des effets positifs apparaissent déjà au bout de 20 minutes.

LE SAVIEZ-VOUS ?

Le *shinrin-yoku* a fait partie d'une campagne de protection des forêts, car si l'on incitait les gens à aller en forêt pour prendre soin de leur santé, ils seraient plus enclins à la protéger.

Le *earthing*

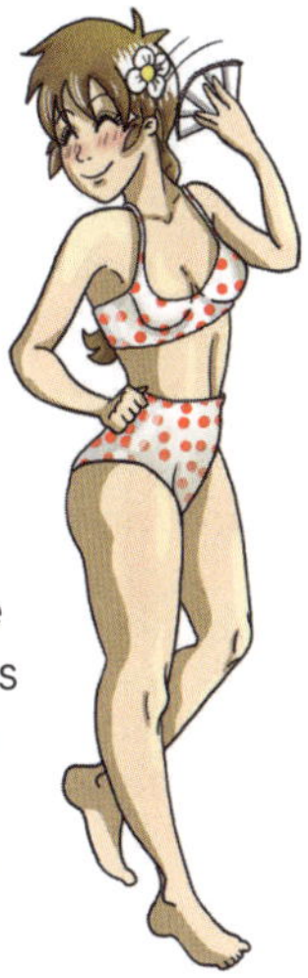

Avez-vous déjà remarqué comme cela fait du bien de marcher pieds nus sur le sable ou sur l'herbe ?
Ce n'est pas seulement grâce au soulagement ressenti lorsque nous quittons nos chaussures, mais cela est dû au fait que lorsque nos pieds sont en contact direct avec le sol, nous recevons une dose d'électrons au pouvoir guérisseur.
La terre possède naturellement une faible charge électrique et à son contact, nous nous sentons plus équilibré, plus centré et ancré.
Cet ancrage permet de réguler notre métabolisme, protège notre système cardiaque, améliore la circulation sanguine, réduit le taux de cortisol dans notre organisme, diminue les sensations de douleur et améliore la qualité du sommeil.
Concrètement, il suffit tout simplement de marcher pieds nus pendant un moment sur l'herbe, sur de la terre ou dans le sable.

LE SAVIEZ-VOUS ?

Nos ancêtres portaient des chaussures en cuir ou en bois. Ces matières permettaient aux électrons de passer et maintenaient donc la connexion électrique entre la terre et eux. Aujourd'hui, les semelles en matières synthétiques de nos chaussures agissent comme un isolant et nous coupent de cette connexion. Marcher pieds nus dehors permet donc de rétablir ce lien.

Autres façons de se connecter : utiliser ses sens

- Observer et célébrer les saisons.
- Écouter les bruits (le chant des oiseaux, le vent dans les feuillages, le bruit de l'eau...).
- Sentir les odeurs (de la forêt, le parfum des fleurs ou encore l'air marin).
- Regarder le coucher du soleil, voir cette lumière remplacée par l'ombre, mais avoir ce sentiment que demain est un autre jour, où tout est à nouveau possible.

Pratiquer la gratitude

Après avoir passé un moment en pleine nature, il est intéressant de faire un journal de gratitude. L'objectif ici est de s'ancrer dans le présent afin de se sentir plus serein face aux imprévus du quotidien.

Comment vous sentez-vous d'avoir pris ce temps de connexion à la nature ?
Quels sont les moments pour lesquels vous éprouvez de la gratitude ? Peut-être est-ce le bruit des vagues ou la sensation du sable chaud sur votre peau si vous êtes à la mer ? L'odeur de l'herbe venant d'être tondue ? La sensation vivifiante de l'eau fraîche de la rivière ?

Je me sens ....

....

J'éprouve de la gratitude pour ....

....

Le questionnaire POMS

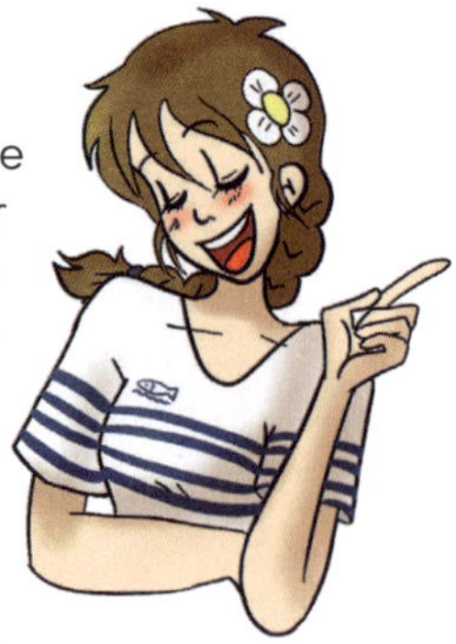

Le questionnaire POMS (*Profile of Mood States*) est un outil de mesure du bien-être psychologique très utilisé. Il a été développé en 1971 par Douglas M. McNair, avec la collaboration de Maurice Lorr et Leo F. Droppleman. Il en existe plusieurs versions ; celle présentée ci-dessous est issue du livre du docteur Qing Li, *Shinrin Yoku, l'art et la science du bain de forêt.*
Vous devez compléter ce questionnaire deux fois – avant et après votre moment de connexion à la nature – et comparer vos scores.

(N.B. : nombre de ces émotions semblent identiques : c'est volontaire !
Comme vous allez le découvrir dans le corrigé, il s'agit de nuances d'échelles.)

	Pas du tout	Un peu	Modérément	Beaucoup	Extrêmement	Échelle
Tendu	0	1	2	3	4	anx
En colère	0	1	2	3	4	col
Lessivé	0	1	2	3	4	fat
Malheureux	0	1	2	3	4	dep
Plein de vie	0	1	2	3	4	vig
Confus	0	1	2	3	4	con
Triste	0	1	2	3	4	dep
Actif	0	1	2	3	4	vig
Enervé	0	1	2	3	4	anx

Grognon	0	1	2	3	4	col
Énergique	0	1	2	3	4	vig
Sans espoir	0	1	2	3	4	dep
Mal à l'aise	0	1	2	3	4	anx
Agité	0	1	2	3	4	anx
Incapable de se concentrer	0	1	2	3	4	con
Fatigué	0	1	2	3	4	fat
Contrarié	0	1	2	3	4	col
Découragé	0	1	2	3	4	dep
Plein de ressentiment	0	1	2	3	4	col
Nerveux	0	1	2	3	4	anx
Cafardeux	0	1	2	3	4	dep
Amer	0	1	2	3	4	col
Épuisé	0	1	2	3	4	fat
Anxieux	0	1	2	3	4	anx
Désespéré	0	1	2	3	4	dep
Las	0	1	2	3	4	fat
Plein d'énergie	0	1	2	3	4	vig
La pensée embrouillée	0	1	2	3	4	con
Furieux	0	1	2	3	4	vig
Sans valeur	0	1	2	3	4	dep
Négligent	0	1	2	3	4	con
Vigoureux	0	1	2	3	4	vig
Hésitant	0	1	2	3	4	con
Exténué	0	1	2	3	4	fat

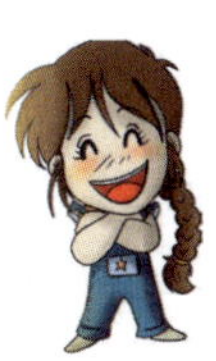

Chacune de ces émotions entre dans une échelle d'humeur donnée. Faites le total de votre score pour chaque échelle de façon à obtenir vos résultats avant et après votre sortie en pleine nature.

Chapitre 12

L'activité physique et le sport

L'activité physique est un aspect fondamental de l'hygiène vitale. D'un point de vue naturopathique, elle favorise le travail d'élimination et équilibre le système nerveux.
D'ailleurs, c'est un des points indispensables à aborder en consultation de naturopathie afin de pouvoir conseiller de manière personnalisée une activité physique adaptée.

Attention, il faut bien distinguer l'activité physique de l'activité sportive !

ACTIVITÉ PHYSIQUE	ACTIVITÉ SPORTIVE
On parle d'**activité physique** lorsqu'une personne est active dans son quotidien. Au-delà du sport, on prend en compte la marche, le jardinage, le ménage, jouer avec ses enfants, monter les escaliers… Son effet : l'activité physique prévient des douleurs, lutte contre la sédentarité, diminue le stress…	L'**activité sportive** est une pratique physique plus intense, souvent exécutée dans un but précis : prise de masse, remise en forme, perte de poids… Là encore, on sera vigilant à ce que cette activité sportive soit adaptée à la condition physique de la personne, ainsi qu'à ses conditions de vie.

10 questions pour savoir si un sport est adapté

- Pourquoi pratiquer cette activité ?
- Est-ce qu'elle me convient vraiment ?
- Quel est mon objectif ?
- Quels sont mes besoins ?
- Cette pratique est-elle réalisable et raisonnable ?
- Quel est mon niveau d'énergie / mon niveau de fatigue ?
- Est-ce que je dispose du temps nécessaire pour pratiquer ?
- Est-ce que je dispose de l'argent nécessaire à la pratique de ce sport ?
- Est-ce qu'il sert mon bien-être physique ?
- Est-ce qu'il sert mon bien-être mental ?

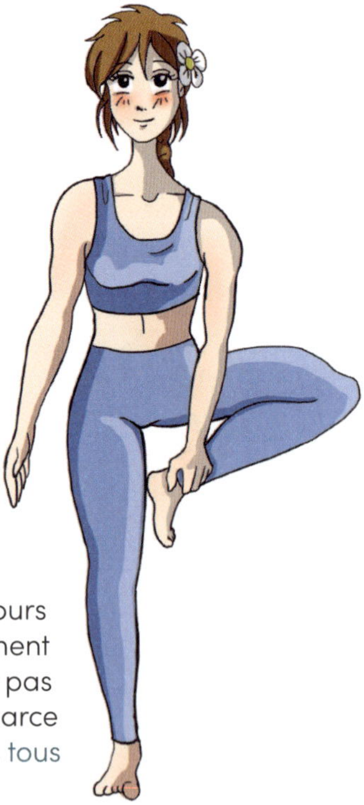

Nos aspirations sont malheureusement souvent dictées inconsciemment par des normes extérieures. C'est comme une petite voix qui nous incite à pratiquer un sport pas toujours conforme à notre état de santé global, mais qui suit un mouvement sportif souvent idéaliste et plein de belles promesses. L'idée n'est pas de tomber dans l'addiction ou de pratiquer une activité juste parce qu'elle est à la mode, mais de ne pas oublier que nous sommes tous unique, avec des attentes différentes.

Le sport doit ainsi rester un moment de plaisir ; si cela devient une contrainte, je vous conseille de changer de pratique sportive et de tester une nouvelle discipline qui vous procurera des sensations positives pour votre corps et votre esprit.

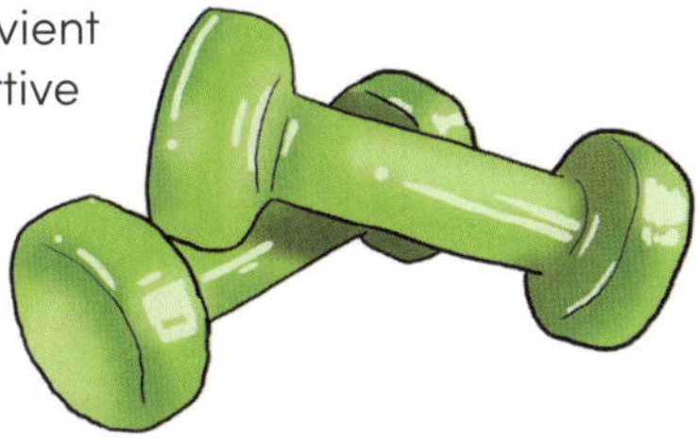

Se mettre au sport

- Commencez à votre rythme et en douceur. C'est la clé pour pratiquer sur du long terme.
- La régularité est également une clé ! Ne vous fixez pas des objectifs trop ambitieux qui risquent de vous décourager et de vous faire abandonner.
- Ayez une approche consciente de votre pratique sportive. Rappelez-vous de vos objectifs et de ce que vous apporte ce sport.

Et si le sport ce n'est pas pour moi ?

Souvenez-vous que le mouvement est essentiel à la vie !
Nous pouvons facilement le mettre en place dans notre quotidien, comme par exemple :

- Redécouvrir le plaisir de la marche. On recommande 30 minutes par jour, alors pourquoi pas éviter la voiture ou les transports pour les petits trajets !
- Privilégier les escaliers aux ascenseurs.
- Bricoler, jardiner, jouer... Le mouvement peut aussi être très ludique !

Toutes ces petites actions physiques du quotidien permettent de se maintenir en forme sans forcément devoir s'inscrire dans une salle de sport.

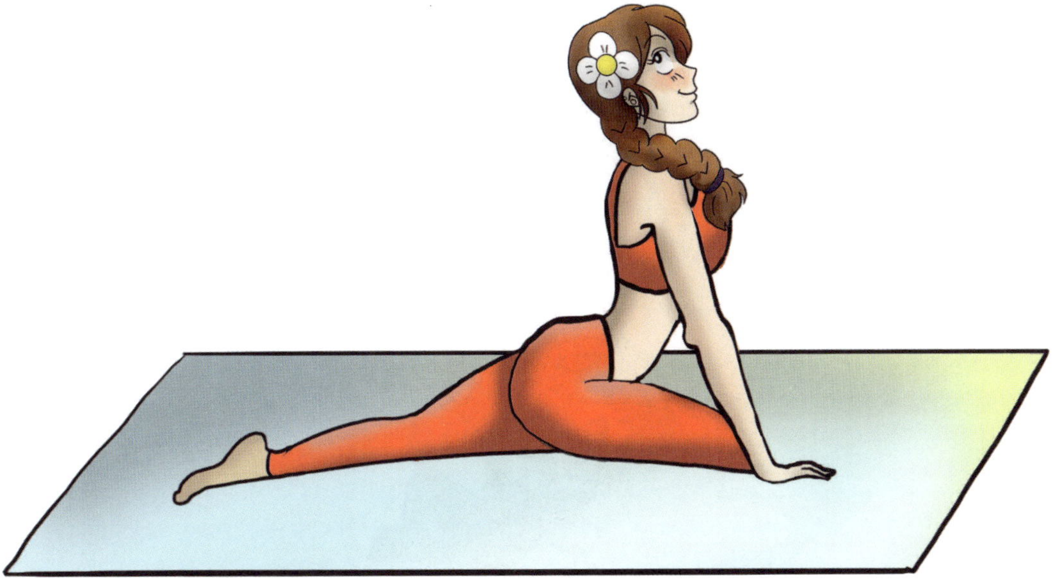

Quiz : quel sport pour moi ?

Grâce à ce quiz, découvrez quel sport vous pourriez essayer !

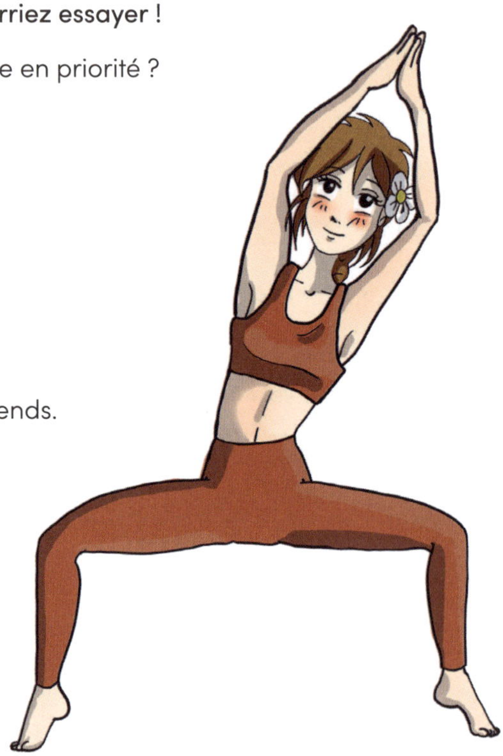

1. Qu'aimeriez-vous que le sport vous apporte en priorité ?
- ♥ Une détente.
- ♦ Du fun.
- ♠ Des kilos en moins.

2. Vous préférez travailler :
- ♠ Votre cardio.
- ♦ Votre coordination.
- ♥ Votre souplesse.

3. Quelle est votre philosophie de vie ?
- ♦ Je veux être connecté aux autres.
- ♥ Je veux m'épanouir dans tout ce que j'entreprends.
- ♠ La vie est un challenge à relever.

4. Selon vous, le sport est important pour :
- ♦ Rester en forme.
- ♠ Se dépasser.
- ♥ Se vider la tête.

5. Vous préférez pratiquer :
- ♠ Seul.
- ♦ En groupe.
- ♥ Peu m'importe.

Vrai ou faux : la méditation

De nombreuses croyances et idées reçues entourent la méditation. Saurez-vous retrouver les vraies parmi les fausses ?

	Vrai	Faux
La méditation, c'est de la relaxation.		
La méditation permet de chasser les pensées.		
Il faut être dans un endroit calme et s'asseoir pour méditer.		
La méditation est une religion.		

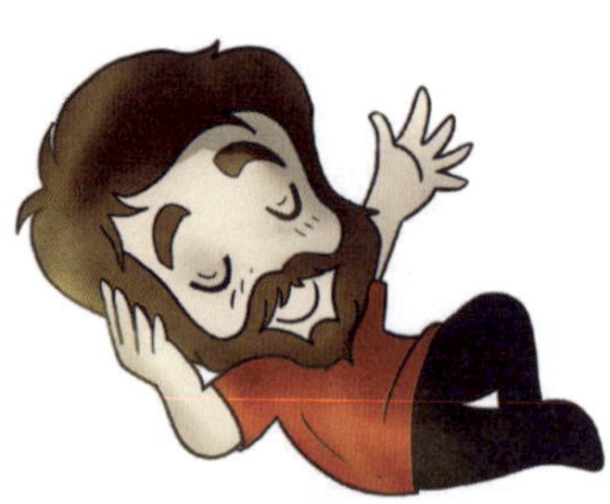

Challenge des vacances : se mettre à la course et aimer ça !

Allez-y progressivement, 1 à 2 fois par semaine au début, et augmentez petit à petit si vous voyez que votre corps encaisse bien. Vous devriez assez rapidement être capable de courir 3 fois par semaine. Si vous en avez le temps, c'est vraiment l'idéal.
Ça donne à peu près un entraînement tous les 2 jours, que l'on alterne avec une journée de repos pour bien récupérer.
En étant régulier et progressif dans votre pratique, vous mettez toutes les chances de votre côté pour vous améliorer !

Plan d'entraînement

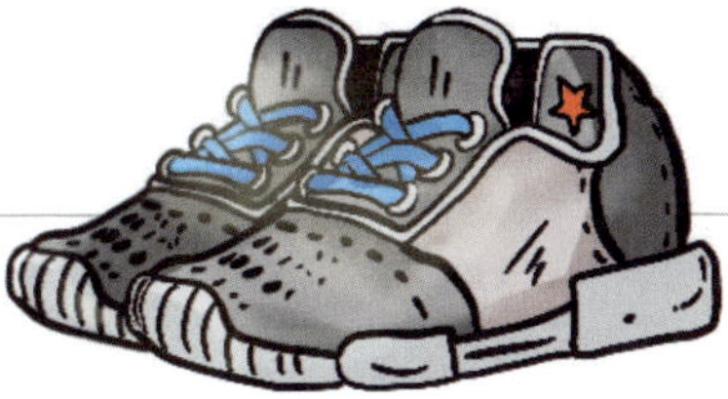

1. Marcher 2 min / courir 1 min X 7 = 21 minutes
2. Marcher 2 min / courir 2 min X 6 = 24 minutes
3. Marcher 2 min / courir 3 min X 5 = 25 minutes

4. Marcher 1 min / courir 3 min X 7 = 28 minutes
5. Marcher 1 min / courir 4 min X 5 = 25 minutes
6. Marcher 1 min / courir 5 min X 5 = 30 minutes

7. Marcher 1 min / courir 6 min X 4 = 28 minutes
8. Marcher 1 min / courir 7 min X 4 = 32 minutes
9. Marcher 1 min / courir 8 min X 4 = 36 minutes

10. Courir 8 min / marcher 1 min / courir 9 min / marcher 1 min X 2 = 38 minutes
11. Courir 9 min / marcher 1 min / courir 9 min / marcher 1 min X 2 = 40 minutes
12. Courir 9 min / marcher 1 min / courir 10 min / marcher 1 min X 2 = 42 minutes

13. Courir 10 min / marcher 1 min / courir 10 min / marcher 1 min X 2 = 44 minutes
14. Courir 10 min / marcher 1 min / courir 12 min / marcher 1 min X 1 = 24 minutes
15. Courir 12 min / marcher 1 min / courir 15 min / marcher 1 min X 1 = 29 minutes

16. Courir 15 min / marcher 1 min / courir 15 min / marcher 1 min X 1 = 32 minutes
17. Courir 15 min / marcher 1 min / courir 18 min / marcher 1 min X 1 = 35 minutes
18. Courir 15 min / marcher 1 min / courir 20 min / marcher 1 min X 1 = 37 minutes

19. Courir 10 min / marcher 1 min / courir 21 min / marcher 1 min X 1 = 33 minutes
20. Courir 10 min / marcher 1 min / courir 23 min / marcher 1 min X 1 = 35 minutes
21. Courir 10 min / marcher 1 min / courir 25 min / marcher 1 min X 1 = 37 minutes

22. Courir 26 min X 1 = 26 minutes
23. Courir 28 min X 1 = 28 minutes
24. Courir 30 min X 1 = 30 minutes

Chapitre 13

Le sommeil et le repos

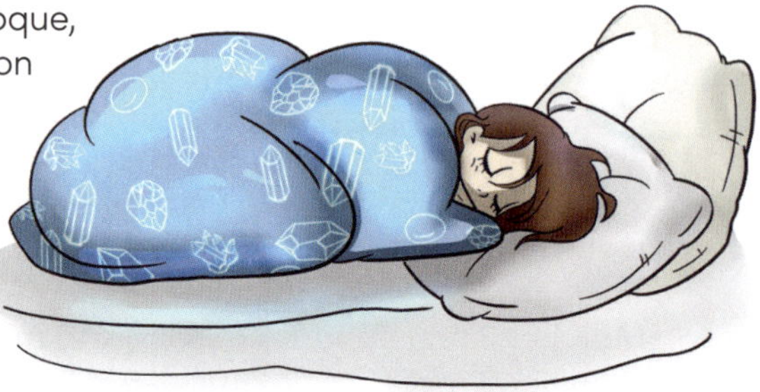

Parmi les plus grands maux de notre époque, la fatigue est une des causes de consultation médicale les plus fréquentes.
La fatigue n'est pas considérée comme une maladie, mais elle peut être la conséquence d'une pathologie qu'il faut toujours rechercher. Une fois la cause organique écartée, une fatigue dite « normale » ne peut être que la conséquence d'un effort physique et/ou mental.
Nos activités, qu'elles soient physiques ou mentales, génèrent une dépense d'énergie. Notre mental consomme une très grande quantité d'énergie, même si l'on ne s'en rend pas forcément compte.
Le mental a en effet besoin à la fois de repos et d'énergie pour pouvoir fonctionner correctement et pour être performant.
Pour bien traiter la fatigue, il est important d'en déterminer la cause :

La fatigue chronique est définie par une fatigue persistant plus de 6 mois, non expliquée par les raisons classiques et ne s'atténuant pas avec le repos. Au symptôme de fatigue intense peuvent s'ajouter d'autres symptômes mineurs : douleurs musculaires, maux de tête, difficultés de concentration… Certaines personnes peuvent également ressentir un réel « coup de mou » ou un état dépressif. Une fatigue persistante peut aussi être expliquée par une maladie sous-jacente (hypothyroïdie, dépression, obésité, infection…) ou par la prise de certains médicaments. Si la fatigue est importante et de longue durée, il est conseillé de se référer à un médecin qui pourra en déterminer la cause et trouver le traitement le plus approprié.

La fatigue passagère, comme son nom l'indique, est un état de fatigue qui peut durer jusqu'à 6 mois. Dans ce cas, la fatigue peut être physique, par manque de sommeil par exemple, ou alors morale, en raison d'un stress constant au travail ou de tracas épuisants au quotidien. Il est alors possible d'utiliser, entre autres, des produits naturels, tels que des huiles essentielles ou des compléments alimentaires, pour aider son corps à se débarrasser de cette sensation d'épuisement. Il est important d'ajouter que ce type de fatigue peut également être dû à une mauvaise alimentation et un manque de vitamines et minéraux. Il est alors important de revoir son alimentation et éventuellement consulter un médecin ou un nutritionniste.

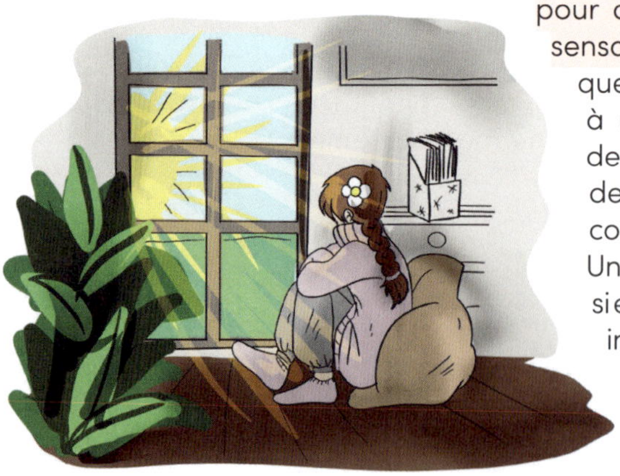

Une fatigue est donc considérée comme normale si elle suit une période de stress, de sport, de travail intense ou de nuits courtes : de bonnes nuits réparatrices, quelques traitements naturels et des vacances suffisent généralement pour s'en débarrasser !

Les méthodes naturelles pour se préserver de la fatigue

L'alimentation

Une alimentation saine et riche en éléments vitaux nous aide à retrouver des forces. Il est conseillé de supprimer les excitants, comme le café, car même s'ils donnent l'impression d'un coup de fouet, ils nous épuisent rapidement et nous laissent encore plus fatigué qu'auparavant.

L'activité physique

Malgré la fatigue, il est important de pratiquer quotidiennement une activité physique, même légère. De préférence en plein air, la marche par exemple, le vélo ou un peu de yoga. L'essentiel est de ne jamais arrêter la circulation des énergies dans notre corps.

L'émotionnel

Parfois, la cause de notre fatigue se situe au niveau émotionnel. Dans ce cas, il est primordial de travailler sur la gestion de nos émotions. Les fleurs de Bach peuvent être un soutien intéressant, notamment :

- Hornbeam : en cas de fatigue mentale.
- Olive : en cas de fatigue physique.

Le mental

Un mental agité ou encombré peut nous conduire à une fatigue chronique. Pour y remédier et avoir un bon sommeil, il est conseillé de pratiquer des moments de relaxation (méditation, lecture, écouter de la musique...).
Certaines plantes comme le tilleul, la valériane, la verveine favorisent l'apaisement du mental.

Se reconnecter à la nature

Aller se balader en pleine nature augmente notre oxygénation, nous vide la tête et nous ressource. La mer, la campagne, les arbres... contribuent à notre sensation de bien-être et renouvellent notre énergie.

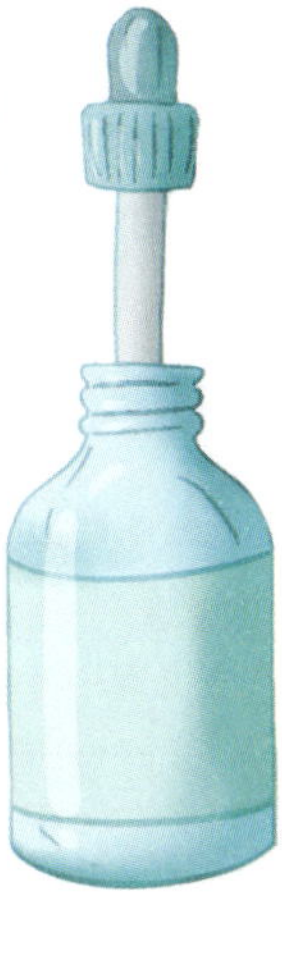

L'aromathérapie

Que ce soit en massage, en diffusion, dans notre bain..., les huiles essentielles peuvent nous aider à retrouver tonus et vitalité.
Les huiles essentielles stimulantes :

- La menthe poivrée : en cas de fatigue mentale persistante.
- Le romarin à cinéole : en cas de fatigue, de surmenage et de manque de concentration.
- La lavande vraie : en cas de troubles du sommeil, et si le stress est un facteur important de votre fatigue.
- L'épinette noire : donne un coup de boost en cas de fatigue physique.

Exercice de respiration

Quand la respiration se calme et devient plus fluide, nous gérons mieux nos émotions, notre mental, et le bien-être arrive spontanément.

- Asseyez-vous confortablement ou allongez-vous sur le dos.
- Placez vos mains sur le ventre et sentez le mouvement de la respiration du bout des doigts.
- Commencez par respirer par le nez en comptant jusqu'à 4. Vous devez sentir l'estomac se gonfler sans forcer.
- Bloquez l'air dans vos poumons pendant 4 secondes, puis expirez lentement en comptant jusqu'à 8.
- Recommencez une dizaine de fois l'exercice.
- Puis retrouvez une respiration neutre.

Comment vous sentez-vous à la fin de cet exercice ?

....

....

....

....

....

Rituel du coucher

Se créer un rituel apaisant :

- Apprenez à écouter vos signaux de fatigue pour connaître le moment du coucher.
- Éteignez les écrans au moins 2 heures avant d'aller dormir (la luminosité dérègle nos cycles de sommeil).
- Réduisez le stress : massage, bain, exercice de respiration, méditation, lecture ou toute autre activité apaisante.
- Créez un environnement doux et accueillant : chambre rangée, lumière tamisée...

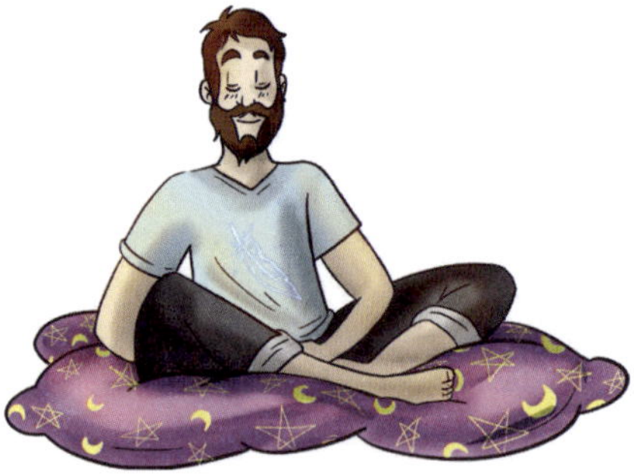

À votre tour !

....

....

....

....

Les tisanes, c'est pas que pour mamie !

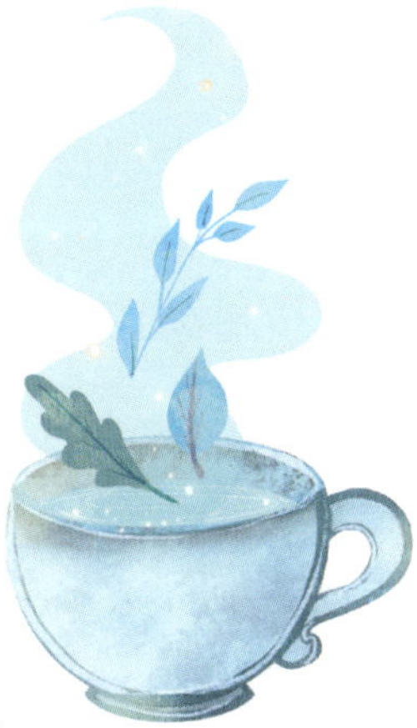

Le tilleul

Originaire d'Europe, le tilleul est certainement l'une des plantes les plus connues pour lutter contre les troubles du sommeil grâce à son effet apaisant et hypnotique.

Posologie : laissez infuser 3 à 4 fleurs de tilleul séchées dans de l'eau bouillante.

La camomille

L'Organisation mondiale de la Santé reconnaît l'usage de la camomille pour soulager l'agitation nerveuse et l'insomnie mineure. Consommée en tisane depuis des siècles à l'heure du coucher, on attribue ses effets calmants et sédatifs à l'apigénine, une des substances actives qu'elle contient.

Posologie : laissez infuser 1 cuillère à soupe de camomille séchée dans de l'eau bouillante.

La mélisse

Elle a de puissantes propriétés calmantes et sédatives.

Posologie : elle peut être consommée sous forme de tisane, mais pour le goût, il est mieux de l'associer avec la verveine odorante.

Mon infusion du soir

Pour une tasse :

- **1 cuillerée à café de mélisse**
- **Quelques feuilles de verveine**
- **2 ou 3 fleurs de tilleul**

Préparation :

Laissez infuser pendant 5 minutes, filtrez et savourez !

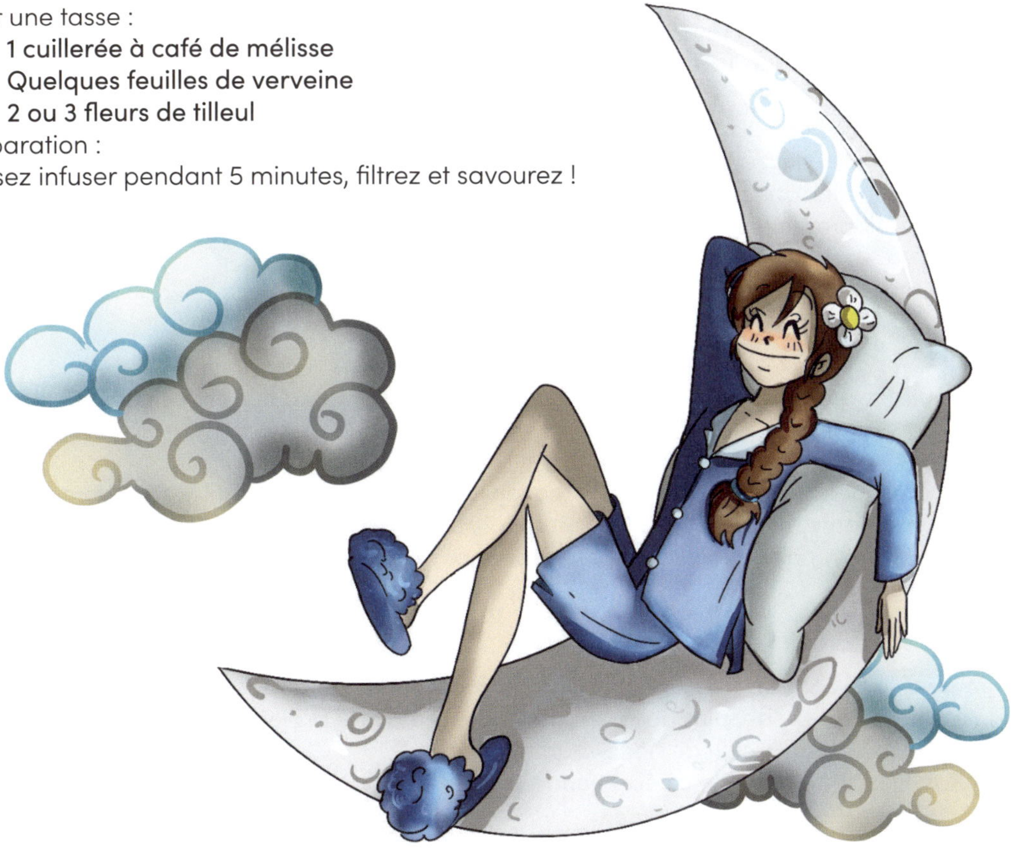

Chapitre 14

Sérénité au quotidien

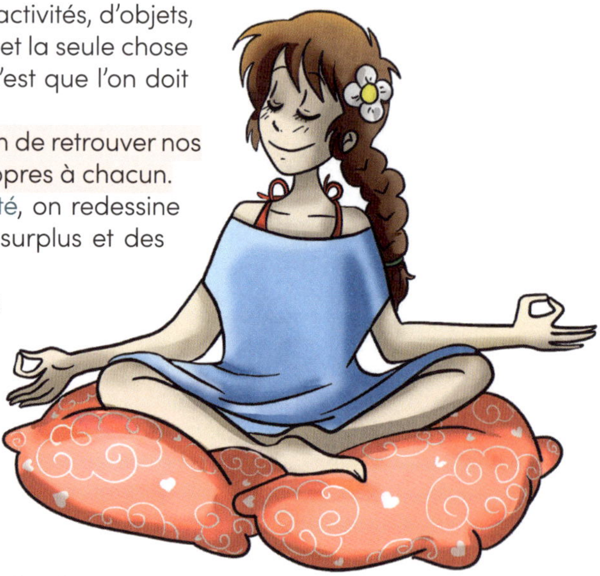

Notre vie actuelle est pleine à craquer d'activités, d'objets, d'informations, de communications, etc., et la seule chose que l'on sait à propos de notre avenir, c'est que l'on doit s'attendre à tout !
Pour respirer la sérénité, on a donc besoin de retrouver nos valeurs, un certain cadre et une unité propres à chacun.
En passant par le chemin de la simplicité, on redessine un univers cohérent, épuré du trop, du surplus et des peurs du manque.
Cela nécessite un certain travail : être simple, soi-même, en pleine conscience du moment présent, c'est le cheminement de toute une vie.
Concrètement, cela demande d'avoir un regard nouveau sur la vie et de prendre du temps pour soi, sans tomber dans la culpabilité du « qu'en-dira-t-on ».
En prenant soin de nous-même et en sachant respecter nos besoins, nous sommes plus attentifs et disponibles aux autres !
« Pour rendre les autres heureux, il faut être heureux soi-même. »
Pour ne plus être atteint par l'énergie négative ambiante, mettez de la slow attitude dans votre vie, célébrez le temps qui passe, le bonheur de partager et d'être, tout simplement !

Quelques rituels pour booster sa sérénité

Garder sa bonne humeur

On peut très facilement être submergé par le stress, mais pour éviter cela, il existe des exercices de lâcher-prise.
« Ce que l'on ne peut changer, mieux vaut l'accepter. »
De façon concrète, quand un flot d'émotions négatives nous envahi, il faut détourner son attention sur autre chose, et plus précisément sur l'anticipation d'un plaisir à venir (un repas avec une amie, une sortie au cinéma, une séance de massage, une balade en pleine nature, un voyage...).

Cultiver sa réussite

Il faut se fixer chaque jour des buts faciles à atteindre pour renforcer son estime de soi.
Plus celle-ci sera solide, plus nous serons apte à réussir de projets, et par la même occasion retrouver une belle image de nous-même.
De plus, il est important de célébrer chaque réussite !

William James, célèbre psychologue américain, a donné une définition scientifique de l'estime de soi :
Estime de soi = succès remportés/prétentions

Gérer ses e-mails

Les e-mails et autres messages sont très chronophages et nous parasitent.

- Réservez une plage horaire pour consulter vos e-mails, messages, etc., à heure fixe.
- Si vous n'êtes pas disponible (malade, en vacances ou accaparé par un gros projet), programmez une réponse d'attente pour ne pas être « harcelé » par les impatients.
- Limitez le volume des e-mails reçus en vous désinscrivant des listes qui ne vous intéressent plus.

Pratiquer la pensée positive

- Visualisez le but à atteindre. Vous pouvez même vous aider d'un tableau de visualisation.
- Prenez conscience du pouvoir de la pensée.
- Et entraînez-vous !

Au quotidien, ce sont des choses simples, comme se réveiller à la lumière du jour, prendre le temps de déjeuner avec une musique douce, aller se reposer dès qu'on en ressent le besoin...

Pratiquer la méditation

Les personnes qui pratiquent régulièrement la méditation ressentent que leur anxiété diminue et qu'elles ont un meilleur contrôle face aux situations stressantes.
Il existe une multitude de techniques de méditation, il suffit juste de trouver celle qui vous convient le mieux : pratiquer la contemplation, réciter un mantra, une prière, écouter les sons de la nature, etc., pendant au moins 5 à 10 minutes chaque jour.

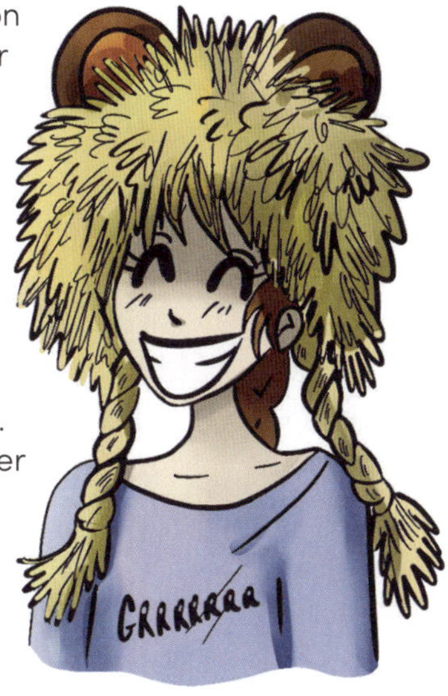

Faire le vide chez soi

Faites du tri et ne conservez que ce qui vous est indispensable.
Le principe est simple : « En tout, et partout, il ne faut garder que l'essentiel ! »
L'art du minimalisme agit comme une cure dépurative sur notre esprit, il permet de se concentrer sur l'essentiel, d'être ouvert à la nouveauté et de faire de la place à ce que l'on aime vraiment.

Le pot à gratitude

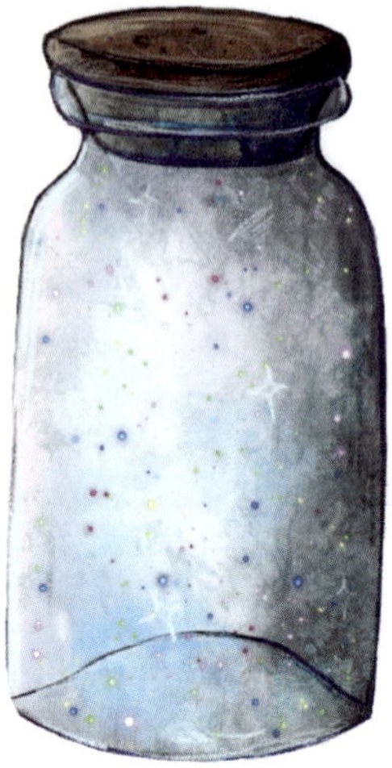

Je vous propose un petit exercice tout simple à réaliser chez vous : le pot à gratitude !

Prenez un joli bocal que vous pouvez décorer, et chaque jour (ou quand vous le souhaitez), glissez un petit mot à l'intérieur :

- **pourquoi je ressens de la gratitude aujourd'hui ;**
- **une réussite ;**
- **une pensée positive ;**
- **un mot d'amour...**

Bref, quelque chose de positif. Et quand vous en ressentez le besoin, vous pouvez aller piocher dans votre pot pour relire vos petits mots et vous sentir plein de joie.

Exercice de respiration : visualisation pour un été serein

La visualisation, associée à la respiration, est une méthode redoutablement efficace. L'objectif est d'imaginer, les yeux fermés, des éléments bénéfiques de notre environnement, tout en effectuant des exercices de respiration. On peut donc se représenter mentalement un lieu plaisant, un joli souvenir ou une sensation agréable, telle que la chaleur du soleil. L'essentiel étant de se plonger dans une pensée positive.

L'exercice :
Debout, assis ou allongé, les bras le long du corps et les yeux fermés, inspirez pendant plusieurs secondes en visualisant votre image positive. Puis expirez par la bouche en diffusant cette sensation de bien-être à l'ensemble du corps, et en chassant les tensions négatives.
À réitérer 3 fois de suite pour un bien-être optimal.
L'exercice peut être pratiqué à n'importe quel moment de la journée et peut également aider l'endormissement.

Recette : tisane anti-anxiété

Voici une tisane anti-anxiété, idéale pour lutter contre le stress du voyage.
Ingrédients pour une tasse :

- **250 ml d'eau bouillante**
- **1 cuillerée à café de millepertuis perforé séché**

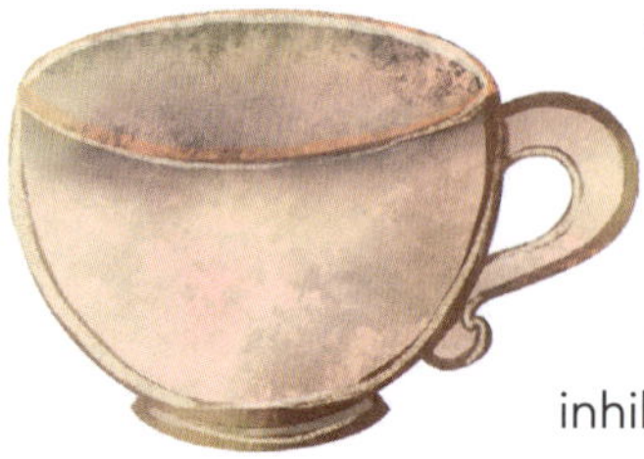

Versez l'eau bouillante dans une tasse. Ajoutez les herbes, couvrez la tasse et laissez infuser 10 minutes.
Détendez-vous et buvez la tisane en inhalant sa vapeur. Répétez l'opération jusqu'à 2 fois par jour.
Précautions particulières : ne consommez pas de millepertuis perforé si vous prenez des médicaments pour le cœur, un médicament inhibiteur de monoamine oxydase ou inhibiteur sélectif de la recapture de la sérotonine.

Les mots cachés qui font du bien

Voici un jeu que vous pouvez faire de deux façons différentes : fermez les yeux, respirez calmement et ouvrez les yeux en regardant la grille. Testez ensuite la première activité que vous trouverez !

Ou alors, trouvez les 12 activités cachées et faites celle qui vous tente le plus ! Faites-vous du bien !

G	N	B	R	A	N	O	R	B	A	L	A	D	E
A	R	T	D	S	Y	W	W	E	Q	W	W	G	O
R	D	A	B	Z	O	C	U	I	S	I	N	E	R
H	P	W	T	T	G	T	D	P	H	U	B	U	U
R	T	I	L	I	A	Z	H	A	W	M	A	R	I
E	C	J	K	N	T	B	Z	N	N	J	I	A	F
S	O	A	H	Y	Q	U	X	X	L	S	N	Z	Y
P	L	R	J	J	O	S	D	D	E	E	E	L	V
I	O	D	J	J	D	T	K	E	C	D	E	R	N
R	R	I	M	E	D	I	T	A	T	I	O	N	C
E	I	N	B	L	P	R	N	U	U	G	J	W	A
R	A	E	B	U	I	F	S	P	R	P	U	I	Y
J	G	R	W	I	O	B	Q	Q	E	L	D	J	X
D	E	C	Y	M	U	S	I	Q	U	E	X	X	C

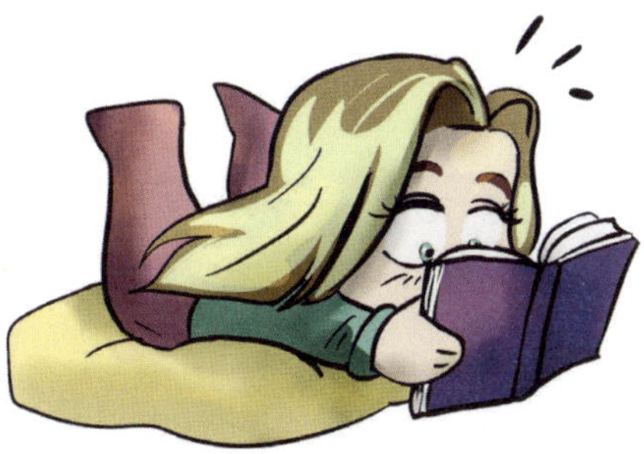

Chapitre 15

Le système cardio-vasculaire

En médecine traditionnelle chinoise, l'été est la saison du cœur, le moment idéal pour en prendre soin !
Le cœur est un muscle dont les contractions permettent de faire circuler le sang dans tout l'organisme. Nous avons 4 à 5 litres de sang et le cœur en envoie jusqu'à 8 000 litres par jour dans nos veines et nos artères. Il bat jusqu'à 1 000 fois dans une journée. Il assure le bon fonctionnement de tous les organes. Il pèse jusqu'à 350 grammes et on dit qu'il est une fois et demie plus gros que le poing fermé.

Les troubles cardio-vasculaires

Les maladies cardio-vasculaires désignent les pathologies qui touchent le cœur et l'ensemble des vaisseaux sanguins.
Les plus connues sont :

- Les troubles du rythme cardiaque (tachycardie, bradycardie, fibrillations...).
- L'athérosclérose (plaques d'athérome qui grossissent dans les parois des artères).
- L'infarctus du myocarde (obstruction par un caillot d'une artère alimentant le cœur).
- L'hypertension artérielle (pression du sang dans les artères trop élevée).
- L'insuffisance cardiaque (incapacité du muscle cardiaque à assurer normalement son rôle de propulsion du sang dans l'organisme).
- Les accidents vasculaires cérébraux (circulation sanguine vers ou dans le cerveau interrompue par un vaisseau sanguin bouché ou rompu).

Comment prendre soin de son système cardio-vasculaire ?

Tout d'abord on cherche la ou les causes afin de les diminuer et, si possible, de les supprimer ! Voici une liste non exhaustive de ce qui peut être délétère pour notre système cardio-vasculaire :

- Le stress, le surmenage... Le cortisol, aussi appelé « hormone du stress », augmente la pression artérielle.
- Les chocs émotionnels (décès, séparation, traumatismes...).
- Le tabac.
- L'alcool.
- Une alimentation trop riche.
- L'obésité.
- Le diabète.
- La sédentarité.

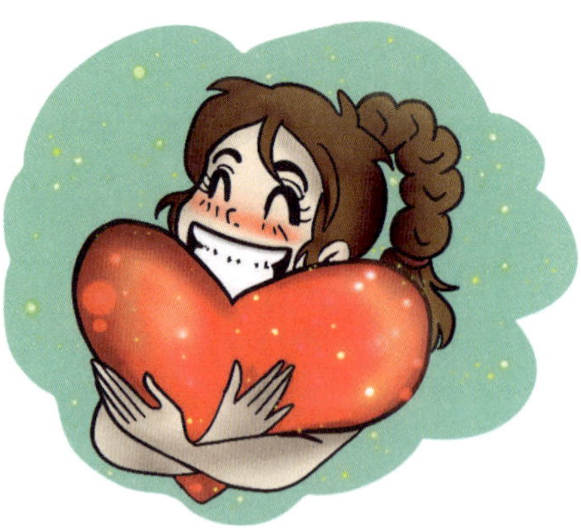

La naturopathie au service de notre cœur

L'alimentation

- Les oméga-9, les fameux acides gras oléiques, mono-insaturés, connus pour réduire le risque de maladie cardio-vasculaire, de diabète de type 2 et pour lutter contre l'obésité. Ils participent également au maintien d'un taux normal de cholestérol. L'huile d'olive peut être utilisée pour la cuisson, mais le feu doit être doux.

- Les oméga-3 aident à maintenir la fluidité des vaisseaux sanguins et une tension artérielle stable. On les trouve dans les petits poissons (les maquereaux, les sardines, les harengs, mais aussi dans le foie de morue).
- Du côté végétal, ce sont les graines de chia et de lin (moulues pour en libérer les nutriments) qui en contiennent le plus.
- Les huiles de chanvre, de cameline et de colza sont les plus riches en oméga-3.
- Le resvératrol : ce polyphénol est un puissant antioxydant présent dans les fruits rouges, notamment les mûres, le raisin rouge, les framboises et les canneberges.

Ces aliments contribuent à maintenir une bonne pression artérielle.

En résumé, on s'inspire de la cuisine méditerranéenne, tout particulièrement bénéfique pour notre système cardio-vasculaire !

La phytothérapie

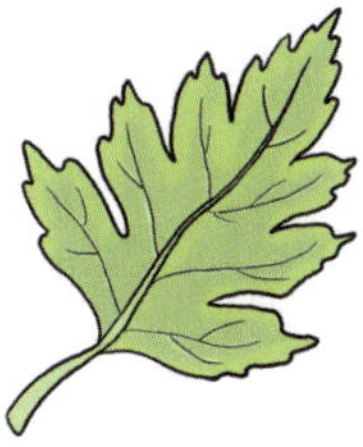

- **L'aubépine**

L'aubépine contient des flavonoïdes et des proanthocyanidines qui ont des effets positifs sur le cœur. Surtout utilisée sous forme de gemmothérapie, elle renforce les contractions du muscle cardiaque et régularise son rythme. De plus, elle est également utile en cas de troubles cardiaques liés à la nervosité.

- **La mélisse**

« De toutes les plantes, la plus bénéfique pour le cœur est la mélisse. » Paracelse.

Utilisée en tisane ou en huile essentielle, elle vient calmer le cœur émotionnel et y amène de la joie.

Boire une infusion de mélisse le soir calme les hypertendus, et masser le cœur dans le sens des aiguilles d'une montre avec 1 ou 2 gouttes d'huile essentielle de mélisse diluée dans une huile végétale panse les plaies du cœur et lui redonne du courage. Le mot « courage », d'ailleurs, vient de la racine latine *cor* qui signifie « cœur ».

Les pratiques et activités physiques

- **La cohérence cardiaque**

La cohérence cardiaque consiste à faire 6 respirations par minute durant 5 minutes, 3 fois par jour. En détail, cela revient à inspirer 5 secondes puis expirer 5 secondes, et cela 6 fois de suite.

- **Les postures inversées en yoga**

Les postures inversées en yoga sont les meilleures pour apporter une détente profonde de l'organe cœur, mais aussi un soutien fantastique au cœur émotionnel. Il est important de s'exercer dans la conscience et le respect des limites du corps (attention aux problèmes de dos, d'hypertension et aux cervicalgies).

Ainsi, la chandelle et la charrue pratiquées quelques minutes par jour (plutôt à la fin d'une session de yoga qu'au début) entretiennent le système cardio-vasculaire.

Mon cœur émotionnel

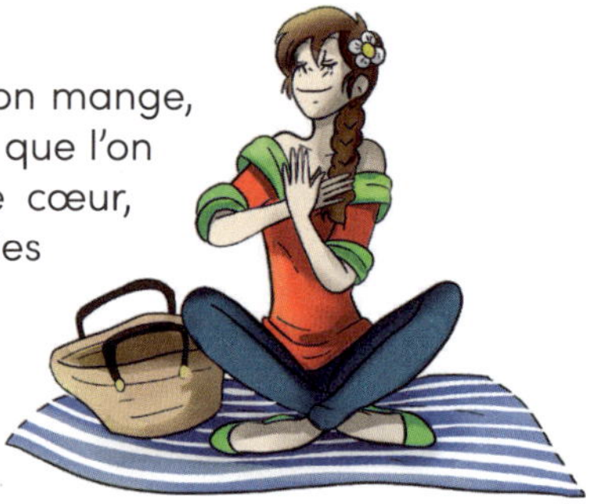

Si le cœur physique dépend majoritairement de ce que l'on mange, le cœur émotionnel dépend de ce que l'on pense et de ce que l'on ressent. Nos émotions ont un impact immense sur notre cœur, et notre manière de les accueillir, d'en prendre soin et de les verbaliser aura une incidence tout aussi grande.
Qui n'a jamais ressenti son cœur battre de plus en plus fort à l'approche d'un danger, d'un événement stressant ou, au contraire, quand la personne que l'on aime frappe à la porte et s'apprête à entrer ?

Je fais le point sur mon cœur émotionnel :

- **Est-ce que mon cœur palpite souvent sous l'effet d'un stress ?**

....

- **Est-ce que je ressens régulièrement une douleur au niveau du sternum, à l'avant et/ou à l'arrière, entre les omoplates (centre énergétique du cœur) ?**

....

- **La colère me provoque-t-elle des douleurs thoraciques ?**

....

- **Ai-je l'impression d'avoir le « cœur brisé » ?**

....

Si j'ai répondu une majorité de oui, il serait bien de regarder ce qu'il se passe dans mon cœur. Qu'est-ce qui a pu me blesser ?

....

....

....

Après avoir identifié un éventuel stress émotionnel, quelles sont les astuces de naturopathie que je peux mettre en place pour m'accompagner ?

....

....

....

Mon soleil intérieur

Voici une petite méditation pour vous faire rayonner ! N'hésitez pas à noter vos ressentis.

Installez-vous, bien ancré sur vos jambes, la Terre vous soutient et vous la sentez pulser sous vos pieds.
Ressentez le haut de votre tête en lien avec le ciel.
Puis, dans votre cœur, reliez-vous au Soleil, à votre soleil intérieur, et laissez-le irradier quelques minutes tout en respirant calmement et de manière fluide.

....

....

Pratiquer la cohérence cardiaque

Pour obtenir des résultats, il faut pratiquer 3 fois par jour, 6 respirations par minute et pendant 5 minutes. Ces trois chiffres ont une raison physiologique et sont établis sur de nombreuses études. Il s'agit du fameux 365 !

- 3 fois par jour, car les effets bénéfiques de la pratique ne persistent que quelques heures (3 à 6 heures). Une durée moyenne de 4 heures entre chaque pratique est donc recommandée.
- 6 respirations par minute, car c'est la respiration à la fréquence de résonance des systèmes cœur/poumon commune à l'espèce humaine et qui permet une augmentation optimale de l'amplitude de la variabilité cardiaque.
- 5 secondes à l'inspiration et 5 secondes à l'expiration, en adoptant une inspiration abdominale par le nez et en expirant par la bouche, comme si on soufflait dans une paille.

La posture : la position assise, le dos droit, est recommandée, car la cohérence cardiaque ne fonctionne pas bien en position couchée pour des raisons anatomiques et physiologiques. On se recentre sur sa respiration et on compte dans notre tête 5 secondes sur l'inspiration et 5 secondes sur l'expiration. L'idéal est de pratiquer l'exercice pendant au moins 5 minutes, même si on ressent déjà un mieux-être au bout d'une minute !

À vos tapis ! La posture inversée de la chandelle

Dans cette posture, tout le corps est inversé. Sarvangâsana signifie « le corps entier » et est considérée comme étant la reine des postures. Cet équilibre sur les épaules est très bénéfique, surtout si vous avez passé la plus grande partie de votre journée debout, car elle permet d'inverser le flux.

Attention : dans cette posture, les épaules et le cou reçoivent le poids du corps entier ; il faut donc l'éviter en cas de blessure ou de douleurs.

Allongez-vous sur le dos, vérifiez l'alignement de votre colonne.

Pressez le bas du dos dans le sol (le nombril vers la colonne vertébrale).

Amenez le menton vers le sternum (pour allonger la nuque).

Inspirez et levez les jambes à la verticale (veillez à bien plaquer le bas du dos au sol pour protéger vos lombaires). Servez-vous de l'appui des mains au sol.

Expirez et amenez les jambes au-dessus de votre tête, les pieds pointant vers l'arrière.

Inspirez : soulevez le tronc et soutenez votre dos avec vos mains au niveau des lombaires.

Expirez et rapprochez vos coudes pour qu'ils soient alignés avec la largeur des épaules.

Inspirez et montez vos fesses, puis vos jambes et enfin vos pieds à la verticale.

Voilà ! Vous vous tenez sur les bras, les épaules et la nuque. Privilégiez une respiration abdominale lente. Détendez vos pieds afin de conserver l'ouverture des veines et des artères. Gardez les coudes en place.

Restez 5 respirations (pour commencer).

Repliez les genoux vers le front.

Posez les paumes sur le sol.

Expirez et déroulez la colonne sur le sol en vous aidant de vos mains et de vos abdominaux pour contrôler la descente. Les jambes suivent le mouvement du corps.

Revenez ensuite en Savasana, allongé sur votre tapis pour décompresser votre gorge et laisser votre corps intégrer les bienfaits.

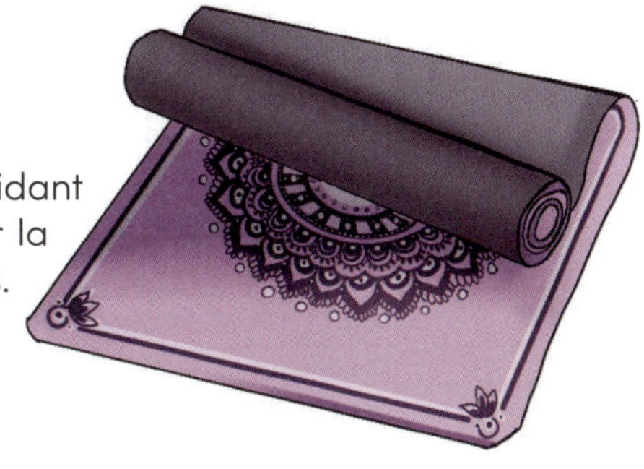

Chapitre 16

La pharmacie naturelle de l'été

Les principaux maux de l'été

- **Apaiser un coup de soleil**

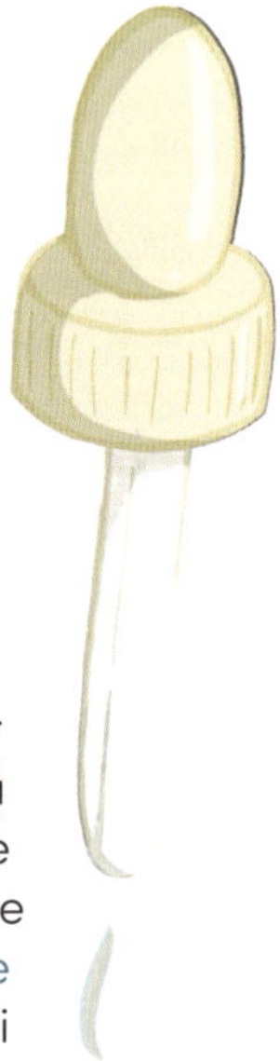

N'oubliez pas que le meilleur remède reste la prévention !
Veillez à ne pas confondre le coup de soleil avec l'allergie au soleil, qui fait apparaître des plaques rouges parsemées de petits boutons et qui se traduit par des démangeaisons.
Si toutefois vous avez un coup de soleil à traiter, voici les produits qui peuvent vous y aider : le gel d'aloe vera, l'huile de calendula, l'huile essentielle (ou hydrolat) de lavande vraie ou d'hélichryse italienne.

- **Éloigner les moustiques et autres insectes**

En geste simple et efficace, le célèbre géranium rosat venant de Bourbon ou d'Égypte saura admirablement bien œuvrer non seulement pour éloigner le moustique s'il était malencontreusement attiré, mais aussi pour apaiser la réaction inflammatoire s'il s'était laissé tenter à une piqûre. L'huile essentielle sera appliquée localement à raison d'une goutte sur la piqûre, ou incorporée dans une base de macérât huileux de calendula avec un peu d'hélichryse italienne ou de camomille romaine : une synergie idéale pour les peaux qui réagissent vivement.

- **Apaiser les piqûres en tout genre**

Le réflexe doit être précoce pour optimiser la gestion de la douleur.
En premier lieu, il convient de débarrasser la zone de l'objet allergisant. Dard, poils, piquants d'oursins... doivent être retirés. Pour la méduse, passer de l'eau de mer avec quelques grains de sable permet d'éliminer les poils urticants.
Si la peau est sale et contaminée par des poussières, penser aussi à la laver à l'aide d'un peu de savon de Marseille et d'eau.
Une fois ces premiers gestes effectués, le remède aromatique d'urgence est l'huile essentielle de lavande aspic.

Ma trousse « aroma » de l'été

- **L'huile essentielle de lavande aspic**

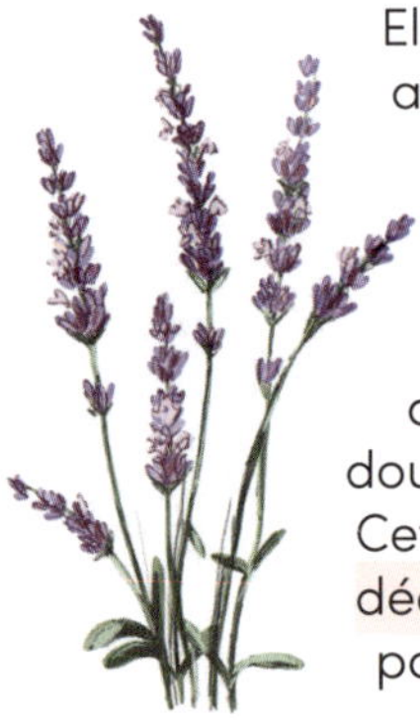

Elle possède une propriété unique en aromathérapie, celle d'être antitoxique. Appliquée sur une surface qui est contaminée par un venin, c'est-à-dire une substance qui entraîne automatiquement de la part de l'organisme une réaction allergique, elle permet de neutraliser la toxicité des molécules allergisantes, quelle que soit leur nature.
Elle s'utilise pure (chez l'adulte) à raison de 1 à 4 gouttes sur la zone douloureuse. Ce geste est à répéter toutes les 10 minutes tant que la douleur et l'œdème ne sont pas soulagés.
Cette huile essentielle neutralise aussi la cascade des réactions qui peuvent déclencher l'œdème de Quincke et est donc un gage de prévention évident pour les sujets souffrant de réaction d'hypersensibilité.

- **L'huile essentielle de lavande vraie**

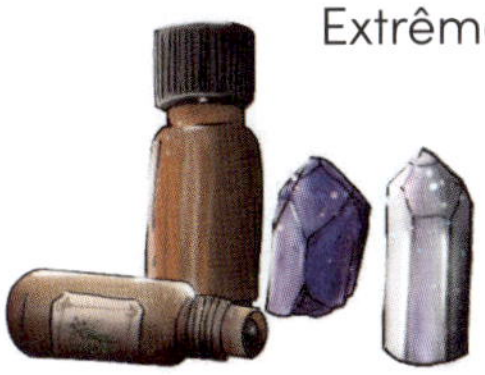

Extrêmement bien tolérée par tous, bébés, enfants et adultes, l'huile essentielle de Lavande Vraie est une huile indispensable à avoir dans sa trousse d'aromathérapie. Réputée pour ses vertus cutanées, antalgiques, calmantes ou encore cicatrisantes, elle est également adaptée aux problèmes plus profonds tels que les crampes et autres contractures musculaires. De plus, apaise et favorise le sommeil.

- **L'huile essentielle de géranium rosat**

Le géranium rosat offre de magnifiques propriétés de restauration du tissu cutané (rides, cicatrices, plaies, boutons...). Il travaille profondément dans les cellules, et la littérature scientifique exprime qu'il est capable de maîtriser l'emballement des cellules lorsque celles-ci ont une tendance à la multiplication anarchique et la prolifération tumorale. En guise d'après-soleil, il semble tout particulièrement recommandé.
En hydrolat : pulvériser directement sur les zones à traiter autant que nécessaire (convient particulièrement aux enfants).

- **L'huile essentielle de citronnelle**

C'est l'une des huiles essentielles les plus efficaces pour éloigner les moustiques et les fourmis. Elle soulage également les démangeaisons dues à leurs piqûres. On l'a recommande aussi de tendinites ou rhumatismes.

- **L'huile essentielle d'hélichryse italienne**

Hêlios – « soleil » en grec – et *chrysos* – « l'or » –, voilà un nom aussi évocateur pour la saison estivale, et à juste titre si l'on se réfère aux bienfaits de l'hélichryse italienne. Sûrement la plus précieuse des huiles essentielles de l'inflammation, elle montre aussi des effets « adaptatifs » selon les dégâts qu'elle rencontre, ce qui en fait une huile majeure de la réparation des tissus. Aussi nommée immortelle, elle nous parle de son potentiel à réparer et à reconnecter le corps au processus d'autoguérison. Pour bénéficier de ces deux trésors aromatiques, on la dilue dans une huile végétale choisie pour sa richesse en oméga-3 ou pour ses pouvoirs calmants, comme la rose musquée, le pépin de raisin ou encore le calendula (il est possible aussi de les associer toutes les trois).
En hydrolat : en pulvérisation directement sur les zones à traiter, à volonté dans la journée, c'est une bouffée de douceur et l'assurance de son efficacité et de sa tolérance (convient particulièrement aux enfants).

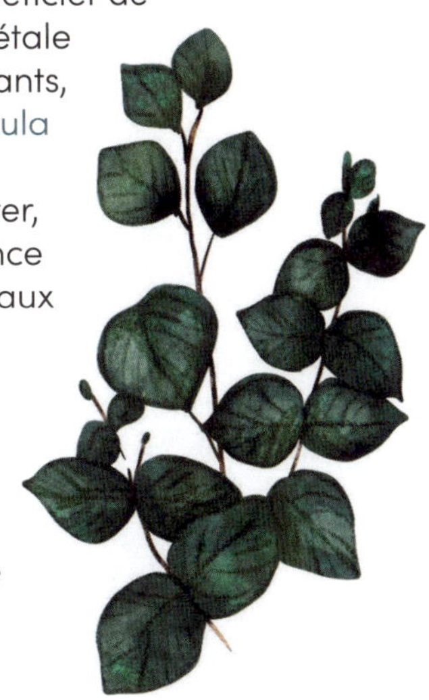

- **L'huile essentielle de menthe poivrée**

L'huile essentielle de menthe poivrée ne fera qu'une bouchée des troubles digestifs. Elle chasse les maux de tête (1 goutte pure sur les tempes) ou le mal des transports (à respirer), et soulage également les jambes lourdes (diluée dans une huile de massage). Effet glaçon garanti !

Autres remèdes naturels

- **Le gel d'aloe vera**

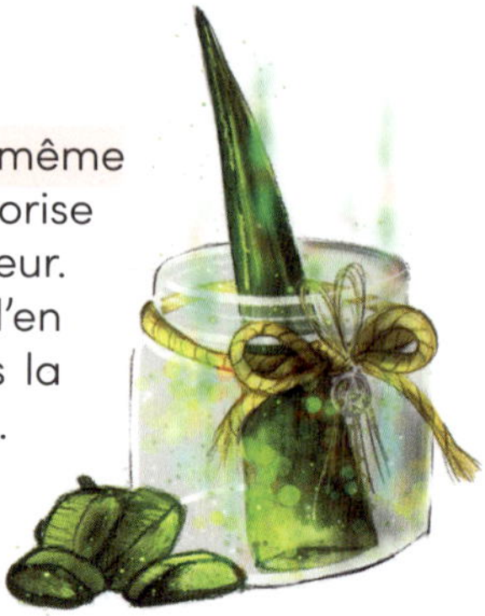

Remède naturel par excellence contre les brûlures, les irritations ou même les plaies superficielles, l'aloe vera apporte de l'hydratation et favorise la cicatrisation. Sa texture fraîche apaise et pénètre en profondeur. Si vous avez la chance d'en avoir dans votre jardin, il vous suffit d'en couper une branche et d'appliquer le gel incolore contenu dans la feuille ; sinon, vous pouvez en trouver en tube dans les magasins bio.

- **Le macérât huileux de calendula**

Connu pour ses vertus cicatrisantes et apaisantes, le macérât huileux de calendula est idéal pour les peaux fragilisées et irritées, et aidera votre peau à se reconstruire. Vous pouvez appliquer une noix d'huile en massant délicatement la zone concernée et laisser poser toute une nuit.

- **Le charbon végétal**

Un *must have* en cas d'indigestion, d'intoxication alimentaire, de ballonnements... Il absorbe tout sur son passage et permet de retrouver un confort digestif. À prendre sous forme de poudre (plus efficace) ou en gélule (plus pratique), à distance des repas et de prise de médicament.

- **L'argile verte**

Elle vous rendra service en cas d'entorse, de tendinite, de petite plaie (bien nettoyée) ou autres petits bobos. Privilégiez la version en tube, cette pâte d'argile s'applique en cataplasme. Laissez poser sur la zone pendant une durée de 20 minutes à 1 heure (selon la zone), entourée d'un linge humide.

- **L'arnica**

En granules, gel, macérât huileux... Il soulagera en un rien de temps les bleus et bosses grâce à ses propriétés anti-inflammatoires.

Qui suis-je ? Spécial plantes !

Saurez-vous résoudre ces énigmes et deviner à quelles plantes elles font allusion ?

1. Même si je suis une succulente qui ressemble à un cactus, je fais partie de la famille des lys. Mes feuilles épaisses et piquantes renferment un gel riche qui est très utile pour guérir les brûlures, coupures et égratignures. **Qui suis-je ?**

   ....

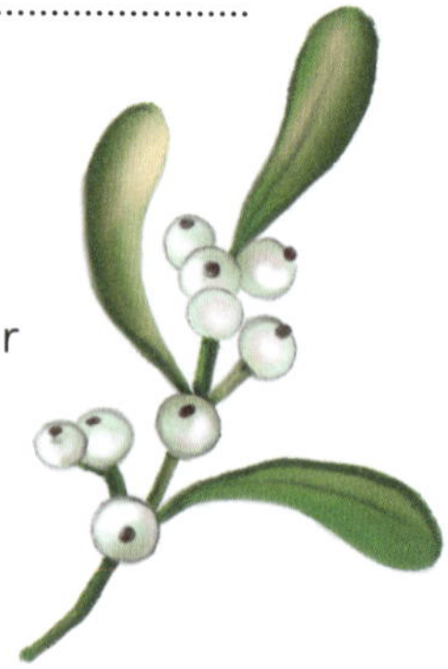

2. Autrefois utilisée pour déclencher les accouchements lorsque le terme était dépassé, je suis aussi très utile pour apaiser les règles douloureuses et les crampes. Ma capacité à soulager la congestion et les indigestions font de moi une plante efficace pour guérir toute la famille. **Qui suis-je ?**

   ....

3. Magnifique plante des montagnes, mes puissantes vertus anti-inflammatoires m'ont rendue célèbre, même en dehors de la

phytothérapie. On me donne aussi en petites gélules ou en crème après avoir reçu un coup. **Qui suis-je ?**

....

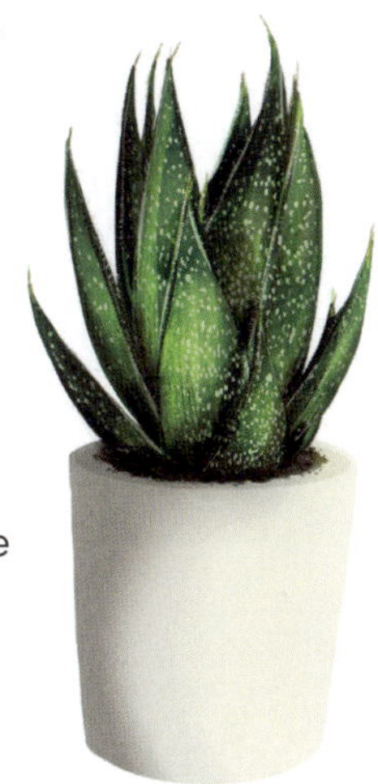

4. À la fois douce et efficace, je possède des propriétés antibactériennes et anti-inflammatoires. J'apaise le système nerveux, ce qui fait de moi l'ingrédient indispensable des tisanes pour la détente et le sommeil. **Qui suis-je ?**

....

5. Racine au goût savoureux et chaleureux, en plus d'être très utilisée en cuisine, je contiens des agents anti-inflammatoires. Je soulage aussi de nombreux maux dont l'arthrite, la polyarthrite et le psoriasis. **Qui suis-je ?**

....

6. Bel arbre aux feuilles caduques à la forme unique d'éventail, d'un point de vue médical je promeus une circulation sanguine saine, j'améliore les capacités cognitives, je maintiens le niveau d'énergie et j'augmente la libido, rien que ça ! Mes antihistaminiques naturels et mes agents anti-inflammatoires font de moi un excellent remède naturel pour les allergies et l'asthme. **Qui suis-je ?**

....

7. En plus de porter des fruits délicieux et sains, je possède des feuilles qui feront d'excellents remèdes naturels contre les symptômes du rhume et de la grippe. J'ai aussi longtemps été utilisé en tisane pour soulager la gêne du cycle menstruel. Ma tisane est un excellent tonifiant utérin qui peut même être consommé pendant la grossesse. **Qui suis-je ?**

....

8. Je suis une herbe antivirale et expectorante efficace qui se révélera très utile pendant la saison des rhumes et des grippes, et qui s'utilisera aussi pour traiter la bronchite et la sinusite. Ma plante à l'odeur agréable est de la même famille que la menthe et sera un ingrédient fantastique pour préparer tisanes et décoctions. **Qui suis-je ?**

....

9. Je suis un antidépresseur efficace qui soulage l'anxiété et les symptômes de la dépression. Mon herbe est aussi un antiviral puissant qui peut réduire la durée de vie des herpès labiaux avec une application locale. On m'utilise également pour traiter localement l'arthrite, la fibromyalgie, les courbatures et les sciatiques. **Qui suis-je ?**

....

10. On me considère souvent comme une mauvaise herbe, mais je suis en réalité le bienvenu dans votre jardin pour mes capacités à détoxifier le foie et à stopper les indigestions, les ballonnements et la constipation. Ma racine a des propriétés médicinales, tandis que ma tige et mes feuilles peuvent s'utiliser en salade, et que ma fleur jaune est une excellente source de nectar pour les pollinisateurs. **Qui suis-je ?**

....

Chapitre 17

Le bronzage au naturel

Avant l'exposition

Un mois avant la première exposition, premier réflexe : hydrater davantage notre peau avec des huiles végétales et réaliser des gommages doux, 1 à 2 fois par semaine. Mais l'idéal reste un hammam, avec un gommage au savon noir, 2 à 3 jours avant la première exposition.

Les huiles végétales

L'huile de carotte, riche en bêta-carotène et en vitamines, elle aide votre corps à lutter contre les rayons ultraviolets et prolonge le bronzage naturel.
L'huile de macadamia pénètre sans laisser de film gras et contribue à restructurer l'épiderme.
L'huile de noyau d'abricot, naturellement riche en sels minéraux et en vitamine A, nourrit intensément les peaux sensibilisées par le soleil.
L'huile de coco enlève les cellules mortes présentes sur la peau et hydrate en profondeur les zones sèches et sensibles du corps.

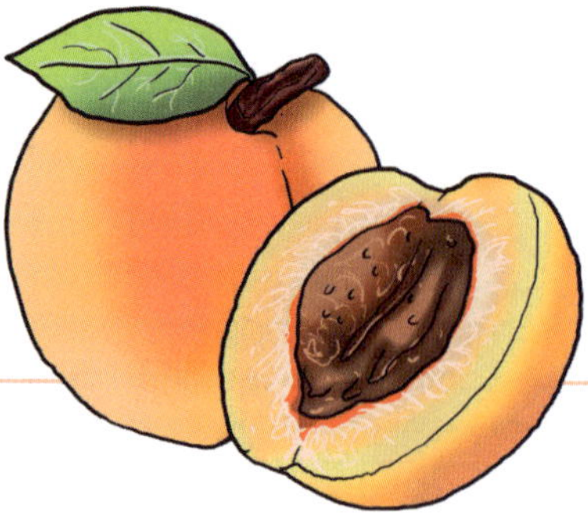

Pendant l'exposition

Une fois au soleil, la règle d'or pour prendre soin de sa peau reste la protection : entre 12 h et 16 h, ses rayons sont nos pires ennemis. Chapeau, vêtements, lunettes, ombre... La protection doit toujours être maximale pour bronzer en toute sécurité.
Dernier conseil : bougez ! Ne restez jamais longtemps allongé au soleil. C'est le meilleur moyen de se retrouver avec un douloureux coup de soleil.

Après l'exposition

Place à l'hydratation ! Boire beaucoup d'eau, appliquer des soins très hydratants, et pour une peau uniformément bronzée, ne pas oublier de réaliser régulièrement des gommages doux pour votre corps et votre visage. Ces bonnes habitudes devraient éviter que votre hâle ne disparaisse sitôt le 15 août passé...
Certaines huiles végétales sont de vraies « après-soleil », comme le calendula et le millepertuis. Elles sont anti-inflammatoires et très hydratantes. On peut y ajouter 1 à 2 gouttes d'huile essentielle de lavande aspic pour augmenter l'effet apaisant.
Attention, le millepertuis est photosensibilisant, donc à utiliser seulement en après-soleil, jamais avant !

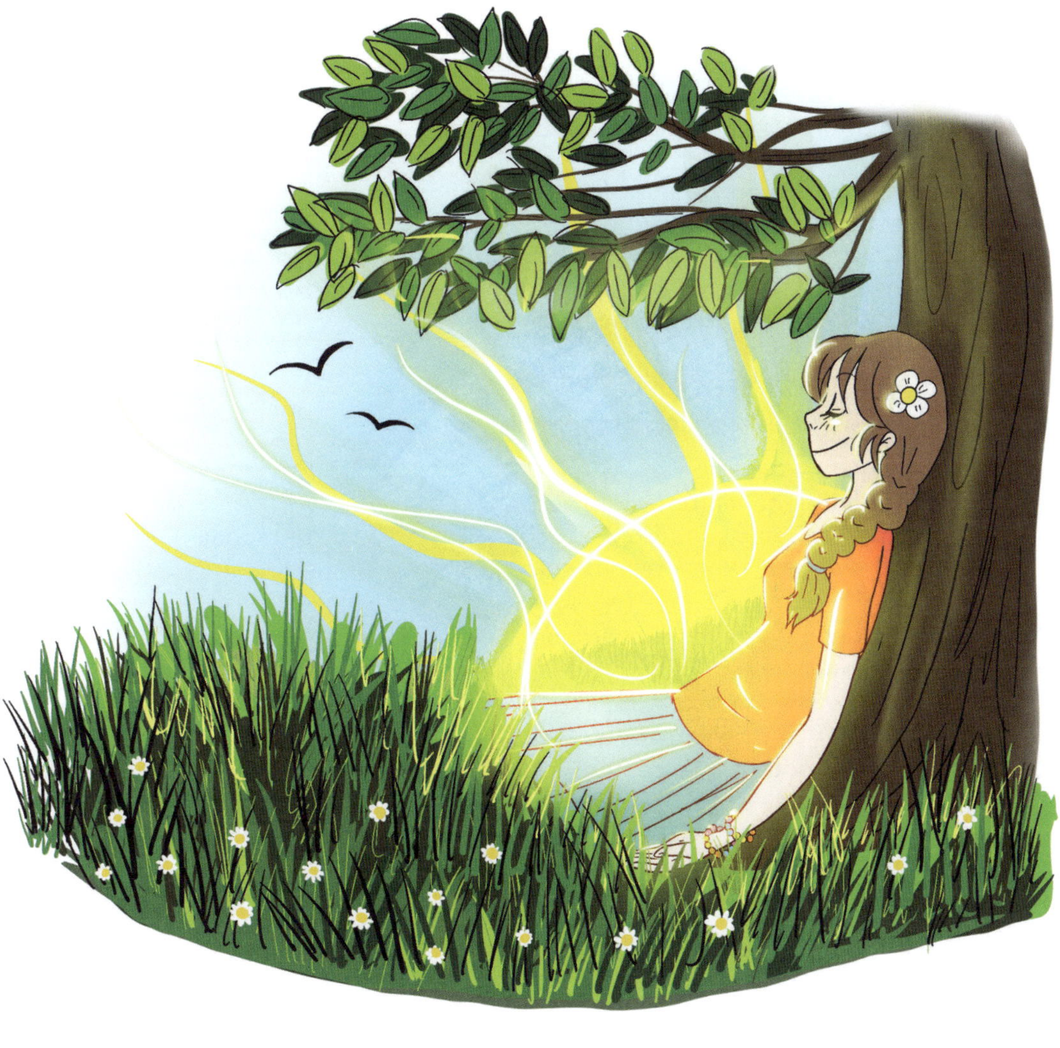

DIY : l'huile satinée naturelle

Voici une huile naturelle qui saura sublimer votre bronzage !

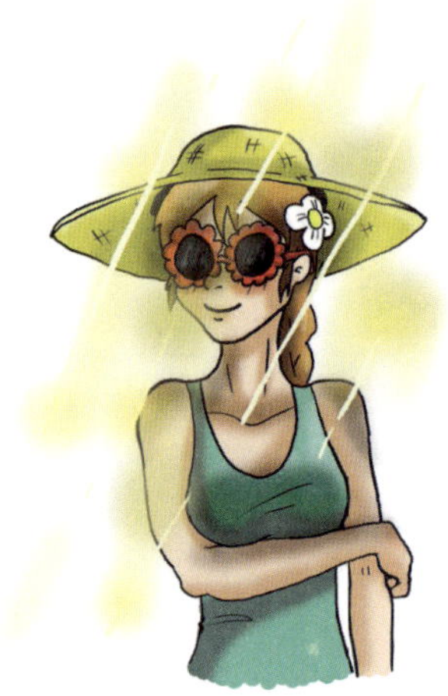

Ingrédients :

- ½ cuillerée à café de mica « bronze »
- 1 à 2 cuillerées à café de mica « or » et/ou « noisette »
- 15 ml de caprylis
- 15 ml d'huile de coco
- 5 ml de macérât de monoï
- 5 ml de buriti
- 10 gouttes de fragrance naturelle de monoï (facultatif)

Préparation :
Mettez tous les ingrédients dans le même ordre que ci-dessus.
Mélangez bien, et c'est prêt !
Effectuez un gommage avant pour faciliter l'application.
Pensez à bien mélanger le flacon avant application.
Attendez quelques minutes avant d'enfiler vos vêtements pour éviter les taches.
Cette huile satinée n'est en aucun cas une huile protectrice ! Appliquez votre protection au préalable si vous devez vous exposer au soleil.

Jeu à relier : les huiles végétales de l'été

Reliez les différentes huiles avec leurs propriétés.

Riche en bêta-carotène et en vitamines, elle aide votre corps à lutter contre les rayons ultraviolets et prolonge le bronzage naturel.	o	o	Le monoï.
Pénètre sans laisser de film gras et contribue à restructurer l'épiderme.	o	o	L'huile de coco.
Naturellement riche en sels minéraux et en vitamine A, elle nourrit intensément les peaux sensibilisées par le soleil.	o	o	L'huile de carotte.
Elle enlève les cellules mortes présentes sur la peau et hydrate en profondeur les zones sèches et sensibles du corps. On évitera de l'appliquer sur le visage, elle est comédogène.	o	o	L'huile de noyaux d'abricot.
Obtenue grâce à la macération de fleurs de tiaré dans l'huile de coprah extraite de la noix de coco, cette huile aide à prolonger le bronzage et donne cet aspect satiné à la peau.	o	o	L'huile de macadamia.

Smoothie accélérateur de bronzage

Avec la pêche et l'abricot, on donne une bonne dose de bêta-carotène. Le lait d'amande apporte de la vitamine E qui protège une peau malmenée par les UV. L'orange et le curcuma aident à la protéger.

Ingrédients pour un smoothie :

- **1 pêche**
- **2 abricots**
- **1 orange**
- **1 fine tranche de curcuma frais**
- **1 ou 2 grains de poivre**
- **200 ml de lait d'amande**

Mixez l'ensemble des ingrédients et dégustez aussitôt !

Gel d'aloe vera infusé à l'hysope

Qui ne s'est pas endormi au soleil pour se réveiller avec un coup de soleil magistral et particulièrement désagréable ? Voici un gel après-soleil maison qui vous apaisera naturellement.

Ingrédients pour 125 ml :

- **2 cuillerées à soupe d'hysope séchée**
- **125 ml d'eau**
- **4 cuillerées à soupe de gel d'aloe vera**

Versez l'eau dans une casserole et ajoutez l'hysope. Portez à ébullition sur feu vif, puis baissez à feu doux. Laissez mijoter jusqu'à ce que le mélange réduise de moitié, puis ôtez du feu et laissez refroidir complètement.

Placez un morceau d'étamine dans un entonnoir, puis versez le mélange dans un bol, à travers l'entonnoir et l'étamine. Essorez le tissu jusqu'à ce que tout le liquide en soit extrait.

Ajoutez le gel d'aloe vera à l'infusion et mélangez à l'aide d'un fouet. Transférez le produit fini dans un bocal en verre stérilisé. Fermez bien et placez au réfrigérateur.

Avec un coton ou du bout des doigts, appliquez une fine couche de gel sur tout le coup de soleil, trois ou quatre fois par jour.

Le gel se conserve 2 semaines au réfrigérateur.

Précautions particulières : l'utilisation de l'hysope est déconseillée si vous êtes enceinte ou épileptique.

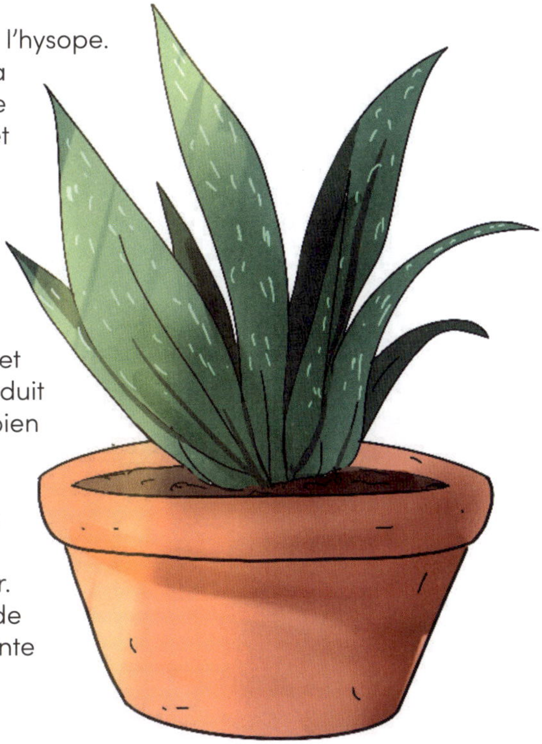

1 – Les principes fondamentaux de la naturopathie

Les différents systèmes du corps

Le mot mystère : homéostasie

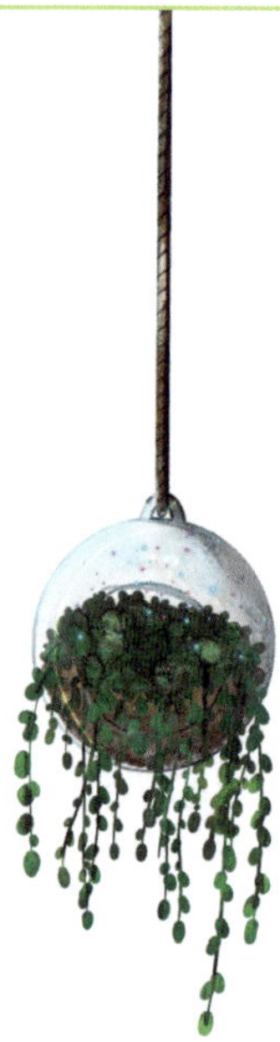

1. LE SYSTEME ELECTROLYTIQUE
2. LE SYSTEME IMMUNITAIRE
3. LE SYSTEME NERVEUX
4. LE SYSTEME METABOLIQUE
5. LE SYSTEME CIRCULATOIRE
6. LE SYSTEME HORMONAL

Les cinq piliers de la naturopathie : vrai/faux

- Le vitalisme recherche la cause profonde de la maladie .... V/F
- Le vitalisme est la base des médecines traditionnelles .... V/F
- Le vitalisme cherche à favoriser l'énergie vitale.. V/F
- Le naturopathe s'occupe d'abord du symptôme .... V/F
- La recherche de l'origine de la maladie est appelée causalisme .... V/F
- Les liquides corporels comme le sang ou la lymphe sont appelés des humeurs .... V/F
- L'étude des liquides corporels est appelée humorisme .... V/F
- Les humeurs ont pour fonction de drainer l'organisme.. V/F
- Tout le monde doit respecter la même hygiène de vie pour être en bonne santé..V/F
- L'alimentation soutient le pouvoir d'autoguérison du corps .... V/F
- La relaxation est un axe facultatif en naturopathie.. V/F
- L'hygiénisme correspond à la mise en place d'une hygiène de vie .... V/F
- Le naturopathe prend en considération l'être physique uniquement .... V/F
- L'aspect spirituel n'a pas d'influence sur le bien-être .... V/F
- L'approche holistique considère la personne de façon globale .... V/F
- L'holisme est un pilier de la naturopathie .... V/F

Pour plus d'explications

Le vitalisme : la force vitale

Le vitalisme est la base de commune à de nombreuses médecines traditionnelles, appelé différemment selon les cultures. Par exemple, en ayurvéda, on parlera de Prana, et en médecine chinoise, de Chi. Il s'agit tout simplement de l'énergie présente en chacun de nous. C'est elle qui régule le fonctionnement de notre organisme.

La naturopathie respecte et favorise l'énergie vitale, l'intelligence biologique qui gère les métabolismes toujours au mieux pour la personne. Le naturopathe ne guérit pas, il accompagne humblement la capacité d'autoguérison du corps.

Le causalisme : la cause profonde

Le causalisme est une méthode propre au naturopathe qui vise à chercher l'origine de la maladie. Le naturopathe s'occupe de la cause et non du symptôme, qu'il considère comme l'expression d'un déséquilibre plus profond.

La naturopathie ne combat pas les symptômes apparents mais cherche à identifier les causes profondes et enseigne comment les corriger.

L'humorisme : les humeurs

L'humorisme correspond à la science des humeurs, c'est-à-dire des liquides corporels tels que le sang, la lymphe et les liquides intra et extracellulaires. Ceux-ci sont chargés de nourrir et nettoyer notre organisme.

En naturopathie, la qualité et la fluidité de ces humeurs sont les garanties de la santé.

La naturopathie étudie et corrige les surcharges et carences du milieu intérieur, c'est une médecine de terrain.

L'hygiénisme : l'hygiène de vie

L'hygiénisme consiste à la mise en place d'une hygiène de vie adaptée à l'individu, dans le but d'atteindre des conditions favorables au pouvoir d'autoguérison de l'organisme.
La naturopathie s'appuie pour cela sur des piliers essentiels comme l'alimentation, l'activité physique ou encore la relaxation.

L'holisme : l'approche holistique

L'holisme définit la personne comme un tout, considérant ainsi tous les plans de l'être physique, mental, énergétique, psycho-émotionnel, environnemental et spirituel comme étant un ensemble d'éléments en relation permanente.
La naturopathie demande à se questionner sur tous ces aspects pour comprendre au mieux ce qui se joue.

2 – Mieux se connaître

Découvrez votre tempérament dominant

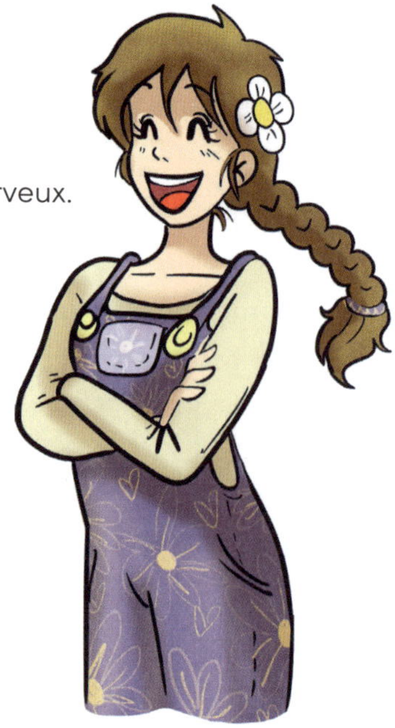

Si je suis majoritairement nerveux :

- Travailler l'ancrage.
- Consommer des omega-3 pour soutenir le système nerveux.
- Fractionner ses repas.

Si je suis majoritairement bilieux :

- Travailler le lâcher-prise.
- Consommer régulièrement des crudités.
- Penser à s'hydrater.

Si je suis majoritairement sanguin :

- Travailler sur ses émotions.
- Manger des fruits et légumes en quantité.
- Éviter les excitants.

Si je suis majoritairement lymphatique :

- Travailler sur ses émotions.
- Consommer des plats chauds et épicés.
- Consommer des portions modérées.

Équilibrez vos tempéraments grâce aux huiles essentielles

Quelques exemples de synergies

Pour les tempéraments nerveux :

- 45 gouttes d'huile essentielle de bois de rose
- 30 gouttes d'huile essentielle de palmarosa
- 15 ml d'huile de pépins de raisin

Pour les tempéraments bilieux :

- 45 gouttes d'huile essentielle de verveine citronnée
- 30 gouttes d'huile essentielle de litsée
- 15 ml d'huile de pépins de raisin

Pour les tempéraments sanguins :

- 45 gouttes d'huile essentielle de petit grain bigaradier
- 30 gouttes d'huile essentielle d'ylang-ylang
- 15 ml d'huile de pépins de raisin

Pour les tempéraments lymphatiques :

- 45 gouttes d'huile essentielle d'épinette noire
- 30 gouttes d'huile essentielle de mandarine
- 15 ml d'huile de pépins de raisin

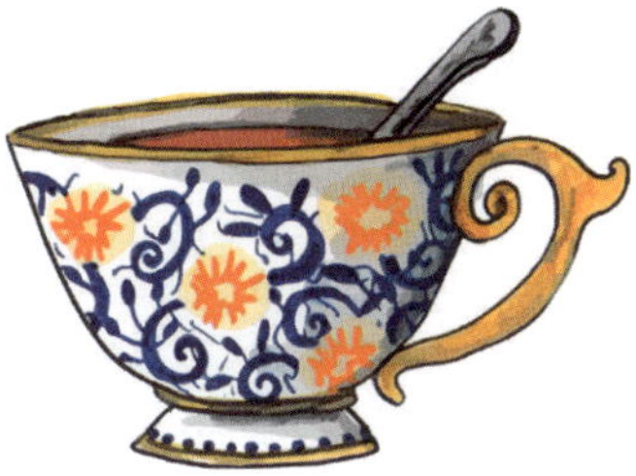

3 – Les émonctoires

Cas pratiques

- **J'ai des urines colorées avec une forte odeur toute la journée, quel est votre premier conseil ?**

Le premier réflexe est de boire. Vous pouvez également donner des astuces pour boire plus facilement, comme faire suivre une gourde toute la journée, préparer des eaux infusées ou prendre des tisanes si le goût de l'eau ne plaît pas à la personne.

- **Je m'essouffle très rapidement, quelles pratiques me recommandez-vous ?**

Vous pouvez donner des exercices de respiration consciente. Faire des balades en pleine nature permet d'entraîner cette fonction sans trop faire d'efforts violents.

- **J'ai des difficultés à digérer et ressens une certaine lourdeur, quelle tisane de plantes puis-je prendre ?**

Dans ce cas, on peut prendre des infusions de chardon-marie ou de romarin.

- **Mes jambes et mes chevilles enflent en fin de journée, que puis-je faire ?**

Pratiquer le brossage à sec permet de stimuler la circulation sanguine et lymphatique, et donc d'éviter les œdèmes et jambes lourdes.

- **Quels sont les facteurs externes qui peuvent affaiblir les poumons ?**

La pollution atmosphérique et le tabagisme.

- **Je me sens encombrée, quelles huiles essentielles puis-je utiliser ?**

Pour le confort respiratoire, on peut utiliser l'huile essentielle d'eucalyptus radié, de ravintsara et/ou de niaouli, en diffusion ou en inhalation.
Si cette fonction est affectée par une émotion de tristesse, on peut utiliser l'huile essentielle d'eucalyptus radié en synergie avec de l'huile essentielle de lavande officinale, de petit grain bigaradier, ou encore d'épinette noire.

- **J'ai fréquemment des démangeaisons vaginales, que puis-je faire ?**

Il ne faut pas faire de lavages trop agressifs et utiliser des produits d'hygiène adaptés.

4 - Les principales cures en naturopathie

Cas pratiques

- Je me sens épuisé et je suis surmené au travail en ce moment : cure de revitalisation.
- Depuis quelque temps, j'ai des lourdeurs digestives : cure de désintoxication.
- Je viens de faire une cure détox qui m'a beaucoup fatigué : cure de revitalisation.
- J'ai fait plusieurs cures de désintoxication et revitalisation, je me sens particulièrement bien : cure de stabilisation.
- Ces derniers temps, j'ai fait beaucoup d'excès : cure antiradicalaire et/ou cure de désintoxication si le bilan de vitalité de la personne le permet.

Vrai ou faux : les idées reçues sur les cures

- **Les cures ont pour objectif de faire perdre du poids. ....V/F**

F : Il peut y avoir une perte de poids selon les personnes, mais ce n'est absolument pas l'objectif des cures ! L'objectif est soit d'aider le corps à drainer les toxines, soit de le revitaliser, soit de le maintenir dans un bon état de santé.

- **Tout le monde peut faire une cure détox. ....V/F**

F : Les femmes enceintes ou allaitantes ne doivent pas faire de détox, car ce processus remet des toxines en circulation dans le corps. De même, une personne fatiguée ou carencée ne pourra pas suivre cette cure non plus, car cela pourrait l'épuiser davantage.

- **La cure de revitalisation permet de lutter contre les carences. ....V/F**

V : En améliorant l'alimentation, en apportant des compléments alimentaires si nécessaire et en évitant tout ce qui peut être dévitalisant, on lutte contre les carences.

- **La cure détox est particulièrement indiquée au printemps. ....V/F**

V : Au printemps, les températures remontent et le corps gagne en énergie. Il est donc plus apte à encaisser une cure de détoxification.

- **Il ne faut manger que des fruits et légumes lors d'une cure. ....V/F**

F : D'autres aliments sont également essentiels, les cures consistent donc en une alimentation variée.

- **Pour éliminer plus vite les toxines, il faut avoir une activité physique soutenue pendant la cure détox. ....V/F**

F : Une cure de détoxification peut être très fatigante pour le corps. On préconise donc d'avoir une activité physique plus douce, comme la marche par exemple.

- **Lors d'une cure, on agit sur l'hygiène de vie globale ....V/F**

V : Au-delà de l'alimentation, on limitera aussi toutes les sources oxydantes, comme le tabac... On travaillera également sur la qualité du sommeil, la relaxation, on fera une détox digitale...

- **Toutes les cures sont fatigantes ....V/F**

F : La cure de revitalisation, la cure de stabilisation et la cure antiradicalaire ont pour objectif de maintenir ou de donner un regain d'énergie.

- **On doit supprimer le gras lors d'une cure .. ..V/F**

F : Le gras est essentiel pour une bonne santé, à condition que ce soit de bons gras, comme ceux contenus dans les huiles de qualité, dans les oléagineux, dans l'avocat...

- **Notre corps se détoxifie naturellement tous les jours ....V/F**

V : Notre corps est une fabuleuse machine qui œuvre au quotidien grâce à nos émonctoires. Quand on fait une cure détoxifiante, c'est pour lui donner un coup de pouce.

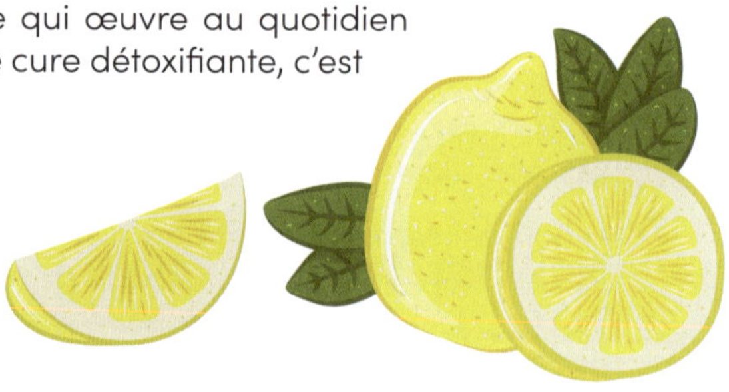

Mots croisés

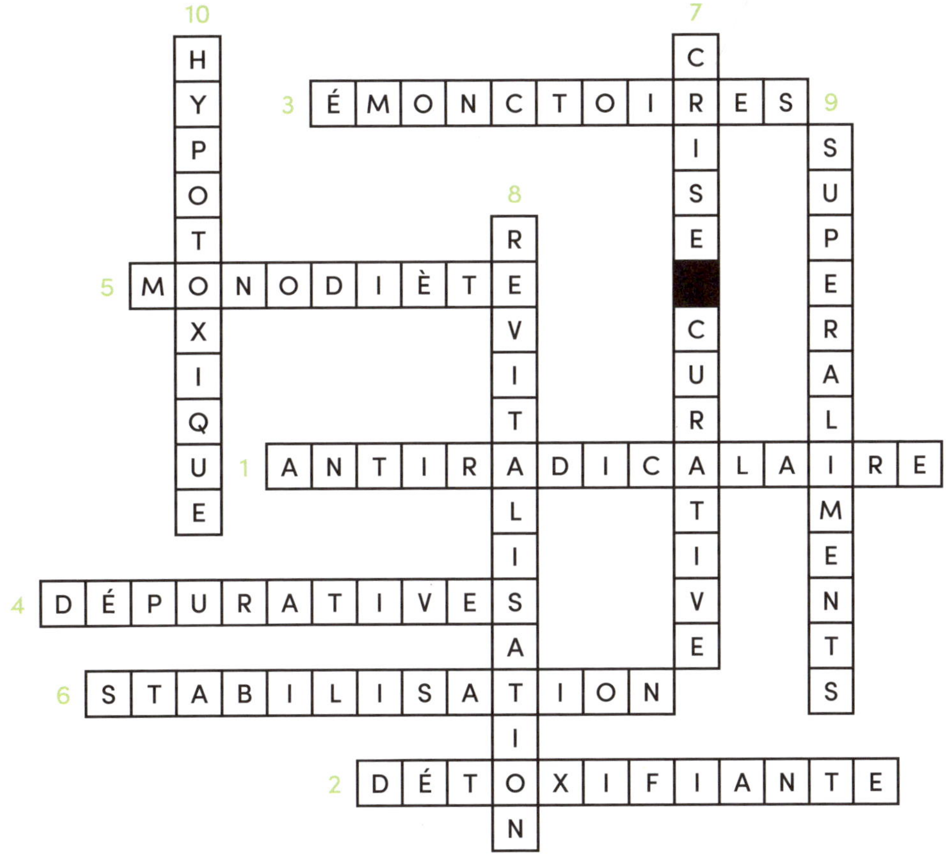

5 – Les saisons en naturopathie

Vrai ou faux sur la sève de bouleau

- **La sève de bouleau se prélève toute l'année ....V/F**

F : Elle se prélève au printemps.

- **Il vaut mieux choisir de la sève de bouleau pasteurisée ....V/F**

F : Non pasteurisée, elle est beaucoup plus intéressante car elle contient notamment de la vitamine C, des enzymes et des ferments bons pour notre microbiote intestinal.

- **Elle est reminéralisante ....V/F**

V : Elle est riche en minéraux et oligoéléments et c'est là tout son intérêt, car elle détoxifie mais n'épuise pas l'organisme.

- **Consommer un verre de temps en temps suffit pour détoxifier ....V/F**

F : Pour avoir une action complète, on préconise de boire un verre chaque matin à jeun, pendant trois semaines.

- **La sève de bouleau est extraite des feuilles de l'arbre ....V/F**

F : On l'extrait grâce à de petites entailles dans l'écorce.

La monodiète de pomme

- en fruit à croquer ;
- en jus ;
- en compote.

Fleurs de Bach

Marronnier blanc → Clarté mentale et tranquillité d'esprit, concentration

Olivier → Régénération physique et mentale

Chèvrefeuille → Agir au présent

Tremble → Confiance dans l'inconnu

Marronnier rouge → Confiance en la vie sérénité

Prunier → Calme, paix de l'âme

Aigremoine → Acceptation de soi, accès aux vrais sentiments

Violette d'eau → Sociabilité, humilité, communion avec les autres

Charme → Force et vitalité d'esprit

Clématite → Aide à vivre le moment présent

Avoine sauvage → Objectifs clairs, trouver sa voie

Gentiane → Force, courage, persévérance

Plumbago → Confiance en soi, intuition

Verveine → Calme, modération, respect des autres

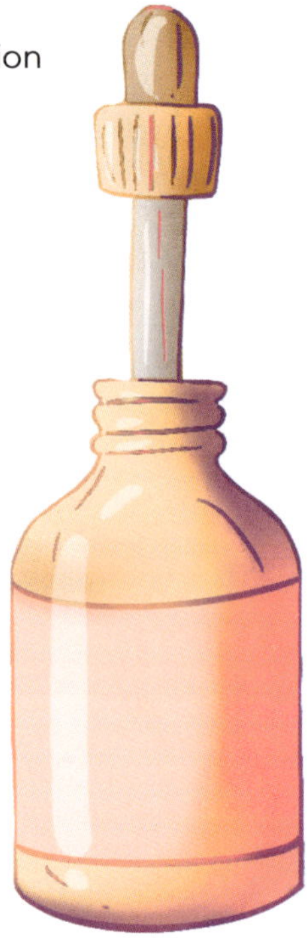

6 – L'alimentation naturopathique

Je fais le point sur mon alimentation

Résultats du test :

Vous avez une majorité de ♥

Vous prenez soin de vous et ça se voit. Vous avez une bonne hygiène de vie et une alimentation équilibrée. Votre corps vous dit merci !

Vous avez une majorité de ♦

Il n'est pas toujours évident de jongler entre le travail et la vie perso au quotidien, ni d'être rigoureux dans son alimentation. Ouais, mais vous vous en sortez plutôt bien.

Vous avez une majorité de ♠

Préparez-vous au grand ménage dans votre corps et dans votre tête, il va falloir apprendre à dire non au café et aux aliments qui vous font du mal, et mettre de côté ses mauvaises habitudes. Rassurez-vous, il est tout à fait possible de se faire du bien sans se priver.

Cherchez l'intrus

Le panais est un légume d'hiver. Ce légume racine se récolte à partir du mois d'octobre et tout au long de l'hiver, car ses profondes racines bien enfouies dans la terre ne craignent pas le froid. Mieux, même, les températures basses le rendent plus doux et savoureux !

Le kiwi, qu'il soit vert ou jaune, est un fruit d'hiver. On le récolte entre octobre et novembre, avant les premières gelées.

7 – Les superaliments

Mots croisés

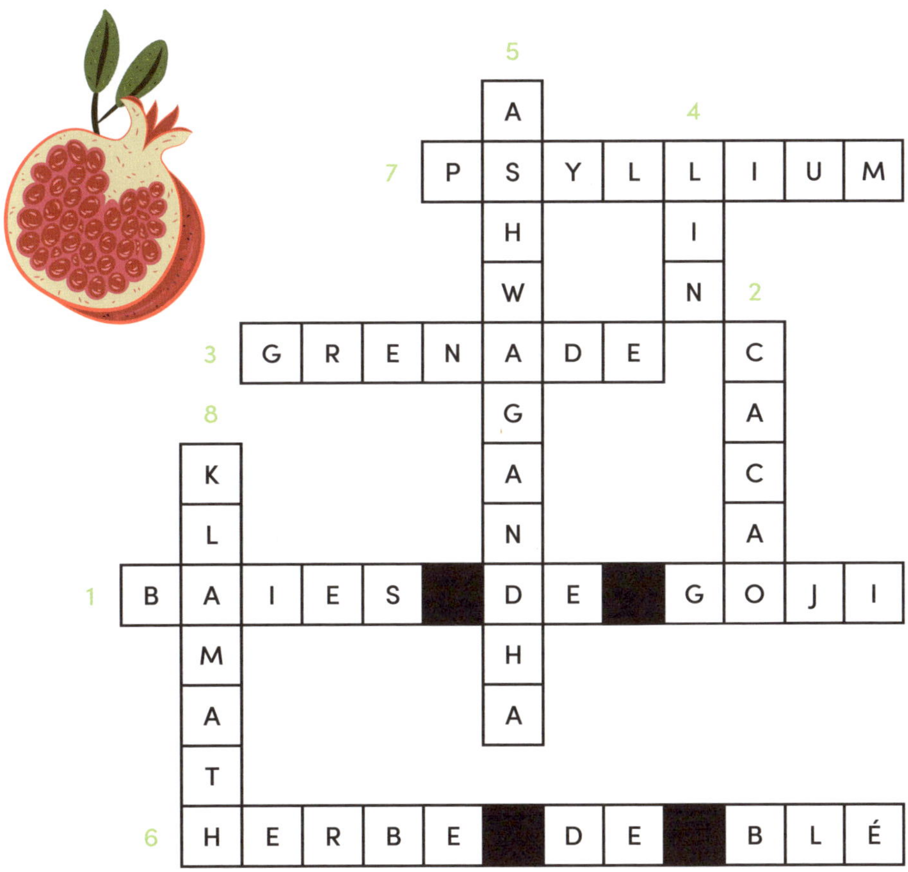
5 ASHWAGANDHA
4 LIN
7 PSYLLIUM
2 CACAO
3 GRENADE
8 KLAMATH
1 BAIES DE GOJI
6 HERBE DE BLÉ

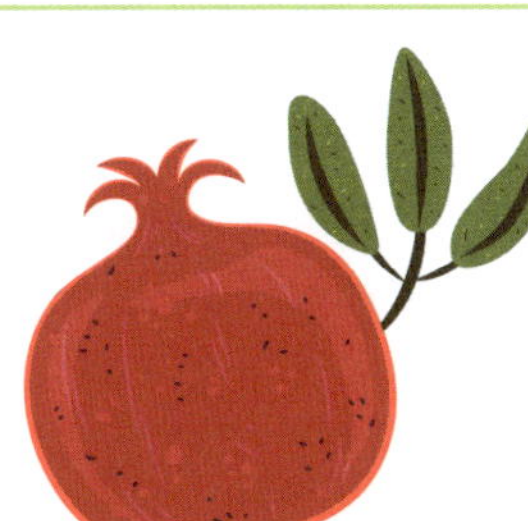

Recette à trous : *nice cream* à la baie d'açaï

La *nice cream* est une glace vegan à base de fruits. Sans sucres ajoutés, sans gluten, sans lactose, voilà une gourmandise saine et rafraîchissante !
Le secret de cette glace réside dans la banane congelée, car c'est elle qui offre cette texture onctueuse semblable aux glaces du commerce.
Ingrédients :

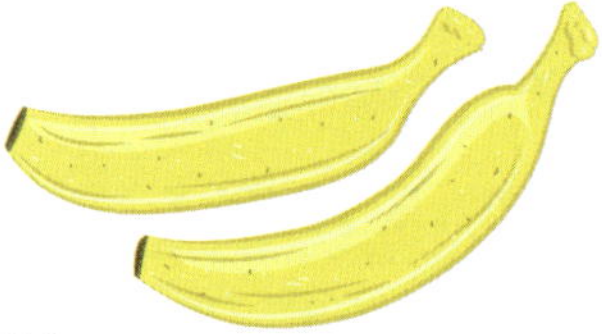

- 1 banane bien mûre congelée
- 1 cuillère à soupe de poudre de baies d'açaï
- 100 g de fraises
- 100 g de framboises
- Un peu de lait de coco en fonction de la consistance souhaitée
- Des fruits, du granola, de la noix de coco râpée… au choix pour le *topping*

Préparation :
Mixez la banane congelée, la poudre d'açaï et les fruits avec un peu de lait végétal jusqu'à obtention de la consistance souhaitée.
Versez le mélange obtenu dans un bol et disposez le topping à votre convenance.

8 – Le pouvoir des plantes

Jeux à relier

Sont issus de la vapeur d'eau suite à la distillation → les hydrolats.

Ont la particularité d'être très concentrés → les extraits.

Contiennent le taux vibratoire d'une fleur → les élixirs floraux.

Concerne les végétaux dont les principes actifs sont difficiles à extraire → la décoction.

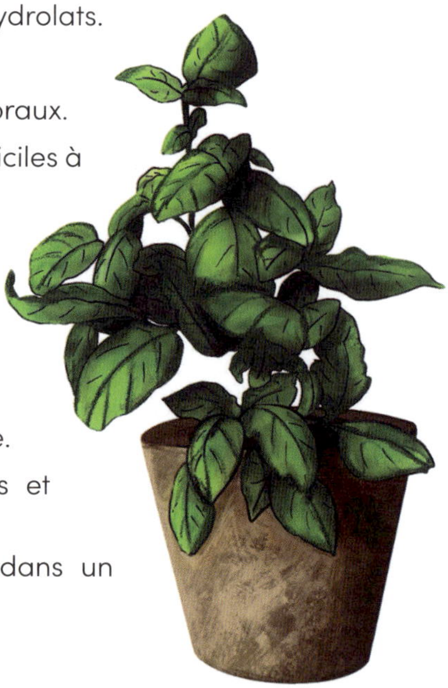

Utilise les végétaux à l'apogée de leur croissance → la gemmothérapie.

Se pratique lorsque les principes actifs de la plante risquent d'être détruits pas la chaleur → la macération.

Son appellation vient de son aspect → l'huile essentielle.

Utilisée pour extraire les principes actifs des feuilles et sommités fleuries → l'infusion.

Résultat de l'extraction des principes d'une plante dans un macérât d'alcool → la teinture-mère.

9 – L'hydrothérapie

Testez vos connaissances : les cures thermales

1. **La cure thermale, c'est :**

Tout ça à la fois : la cure, c'est bien sûr avant tout 3 semaines de soins à base d'eau thermale ou de ses dérivés (boue, gaz, vapeur…) et, selon les pathologies, une cure de boisson. En effet, le médecin thermal peut prescrire au curiste une certaine quantité d'eau à boire chaque jour : il s'agit d'un soin à part entière, et les quantités sont à respecter attentivement. Mais la cure est aussi une prise en charge globale et un encadrement par des professionnels dédiés : ateliers de cuisine animés par un diététicien, reprise du sport en douceur accompagnée par un kinésithérapeute, groupes de parole pour mieux comprendre sa maladie et la gérer au quotidien... C'est l'action combinée de tous ces éléments qui fait l'efficacité de la cure.

2. **Combien d'orientations médicales peuvent être traitées par la médecine thermale ?**
12 : douze grands domaines thérapeutiques ont été définis par la Sécurité sociale comme pouvant faire l'objet d'une prescription de cure conventionnée : affection des muqueuses bucco-linguales, affection digestive, affection psychosomatique, affection urinaire, dermatologie, gynécologie, maladie cardio-artérielle, neurologie, phlébologie, rhumatologie, troubles du développement chez l'enfant, troubles des voies respiratoires.

3. **Parmi ces pathologies, lesquelles peuvent être traitées en cures thermales conventionnées ?**
Toutes : au-delà des pathologies traditionnellement associées au traitement thermal, telles que l'arthrose, les troubles veineux ou l'asthme, de nombreuses autres affections peuvent être prises en charge en station thermale. Selon les spécialités de chacune, peuvent ainsi être accueillis les curistes souffrant d'infections urinaires, de troubles de la digestion ou de troubles gynécologiques.

4. **Les cures thermales sont entièrement remboursées par la Sécurité sociale.**
Faux : la Sécurité sociale prend en charge les soins dispensés à hauteur de 65 % du tarif de responsabilité. La plupart des complémentaires santé prennent en charge le ticket modérateur. Reste à la charge du curiste la différence entre le tarif de responsabilité et le prix limite de facturation négocié avec l'Assurance maladie. S'y ajoutent naturellement les frais d'hébergement, de transport et de restauration. Des facilités sont cependant proposées aux personnes les plus vulnérables financièrement.

5. **La durée d'une cure thermale conventionnée est :**
Toujours la même : soit 18 jours de soins, à raison de 6 jours par semaine. Un planning personnalisé est élaboré par le médecin thermal à l'arrivée du curiste, mais cette durée est toujours respectée car c'est le temps nécessaire pour que les soins soient efficaces.

6. **Lors d'une cure, vous voyez le médecin thermal :**
3 fois ou plus si besoin : votre séjour commence par la visite avec le médecin thermal, c'est lui qui établit votre programme de soins, en fonction de votre état et de vos besoins. À mi-parcours, vous évaluez ensemble ce programme et la façon dont vous vivez la cure. Il effectue des modifications sur votre programme si nécessaire. Enfin, vous vous voyez en fin de cure pour faire le bilan. Les conclusions du médecin thermal seront transmises au médecin traitant qui a été à l'origine de la prescription de la cure.

7. **L'eau thermale est la même d'une station à l'autre, elle possède les mêmes propriétés.**
Faux : chaque eau thermale est unique et reconnue pour ses vertus curatives particulières par l'Académie de médecine. C'est pour cela que toutes les stations ne peuvent prendre en charge toutes les pathologies. Toutefois, on remarque que les stations qui se trouvent dans la même zone géographique ont souvent une eau aux propriétés similaires, car le sol possède les mêmes éléments chimiques.

8. **Les enfants peuvent suivre une cure thermale à partir de :**
3 mois : la cure est accessible aux tout-petits, notamment pour les pathologies dermatologiques. Les soins sont bien sûr adaptés à l'âge du petit curiste. Toutes les stations ne prennent pas en charge les enfants.

10 – Le soleil, bienfaits et méfaits

Du soleil et des dieux !

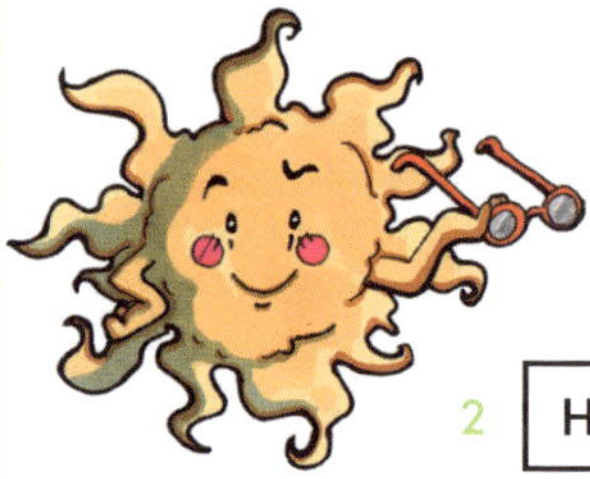

							1		6						
3					A	M	A	T	R	A	T	S	U		
							P		Â					5	
		2	H	Ê	L	I	O	S						S	
							L							O	
4	H	U	I	T	Z	I	L	O	P	O	C	H	T	L	I
							O								
							N								

Vrai ou faux

- **Il n'est pas nécessaire de protéger sa peau lorsqu'on est bronzé ....V/F**

F : Le bronzage est une « barrière » naturelle fabriquée par la peau pour se protéger du soleil. Mais cette barrière est superficielle et ne filtre qu'une partie des UV. Une peau bronzée risque donc moins les coups de soleil, en revanche elle ne protège pas contre le vieillissement cutané et ne limite qu'en partie le risque de cancer.

- **Il faut fuir le soleil ....V/F**

F : Son rayonnement est bénéfique : il permet la fabrication de vitamine D et joue un rôle protecteur contre certaines maladies.

- **Beaucoup d'huiles sont photosensibilisantes ....V/F**

V : Il faut être vigilant sur ce que l'on met sur notre peau avant de s'exposer au soleil. Si l'on doit utiliser une huile photosensibilisante, il vaut mieux l'appliquer au moins 6 heures avant l'exposition et idéalement le soir.

- **Plus il fait chaud, plus le soleil est dangereux...V/F**

F : Il n'y a pas de lien entre la température et l'intensité du rayonnement. C'est pour cela qu'il faut être vigilant dès les premières expositions au soleil.
Cependant, les fortes températures peuvent causer une déshydratation et un coup de chaleur dangereux pour la santé, notamment chez les sujets les plus fragiles comme les bébés et les personnes âgées.

- **S'il y a des nuages, je ne risque rien ....V/F**

V : Tout dépend du type de nuages, s'ils sont épais et que le ciel est bas, il y a de fortes chances qu'ils aient filtré une bonne partie des rayons UV. Mais si le ciel est juste voilé, les rayons UV sont tout aussi importants qu'un jour de soleil.

- **Si je mets une protection solaire, je ne vais pas bronzer ....V/F**

F : Les protections solaires ne filtrent qu'une partie des UV. On bronze un peu moins, mais on ne risque pas le coup de soleil qui ferait peler notre beau bronzage.

- **L'huile de monoï protège la peau des rayons UV ....V/F**

F : En Polynésie, d'où elle est originaire, l'huile de monoï s'utilise de retour de la plage, après la douche. Après l'exposition aux rayons solaires, cette huile va apaiser, nourrir, assouplir et régénérer votre peau en profondeur. Donc on garde le monoï comme soin après-soleil pour prolonger son bronzage.

11 – Se reconnecter à la nature

Le questionnaire POMS

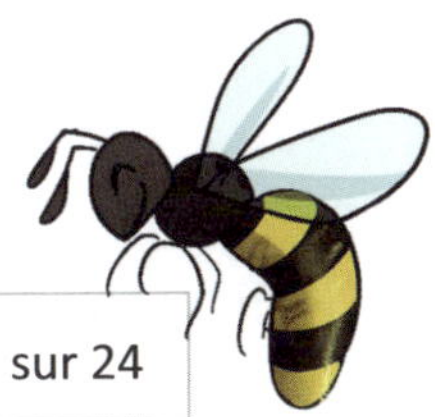

Résultats :

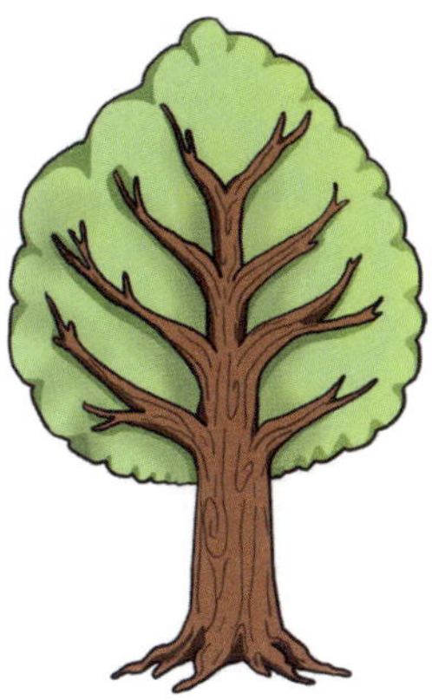

anx = anxiété	sur 24
dep = dépression	sur 28
col = colère	sur 20
vig = vigueur	sur 24
fat = fatigue	sur 20
con = confusion	sur 20

12 – L'activité physique et le sport

Quiz : quel sport pour moi ?

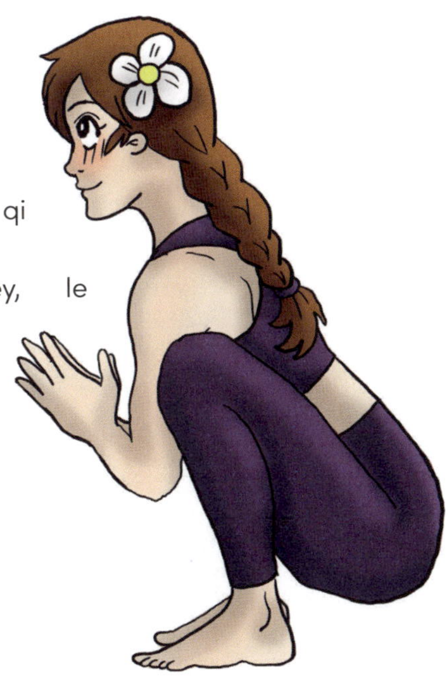

Vous avez répondu une majorité de :

♥ Le yoga, la marche, le tai-chi, la danse, le pilates, le qi gong... sont faits pour vous.

♦ Privilégiez les sports collectifs comme le foot, le volley, le hand... Vous avez l'esprit d'équipe et le groupe vous stimule.

♠ La course, l'athlétisme, la randonnée, le trail, le cyclisme... sont faits pour vous. Vous avez besoin de vous dépasser pour vous sentir bien.

Vrai ou faux : la méditation

- **La méditation, c'est de la relaxation** .... V/F

V : C'est vrai, mais pas que ! La méditation de pleine conscience peut en effet induire un sentiment de relâchement, de détente ; ce n'est cependant pas son but. Son objectif est d'accueillir ce qui est, sans chercher à le modifier. Certaines séances peuvent faire remonter des sensations inconfortables ou des états désagréables. Ces expériences font partie de la pratique méditative.

- **La méditation permet de chasser les pensées** .... V/F

F : Le but de la méditation n'est pas de ne pas penser. Le seul qui y soit arrivé, c'est Buddha ! Ne vous mettez pas une telle pression sur les épaules ! La méditation vous permet au contraire d'accueillir vos pensées avec bienveillance et sans jugement, qu'elles soient agréables ou non. Elle vous permet d'être dans l'instant présent et d'utiliser vos pensées à votre avantage.

- **Il faut être dans un endroit calme et s'asseoir pour méditer** .... V/F

V : Privilégiez un endroit calme, particulièrement lorsque vous débutez et que vous devez apprendre à ne pas être déconcentré toutes les deux minutes. Le faire dans le métro ou près d'une cour de récréation est donc peu indiqué. Être assis est primordial, car debout on ressent rapidement l'envie de bouger, et allongé on risque de s'endormir.

- **La méditation est une religion** .... V/F

F : Si la méditation est en effet inspirée du bouddhisme, il n'est pas nécessaire d'appartenir à une quelconque religion pour méditer. La méditation est un exercice de l'esprit et non un dogme. C'est une pratique qui fait le lien entre l'esprit et le corps, et non avec les croyances.

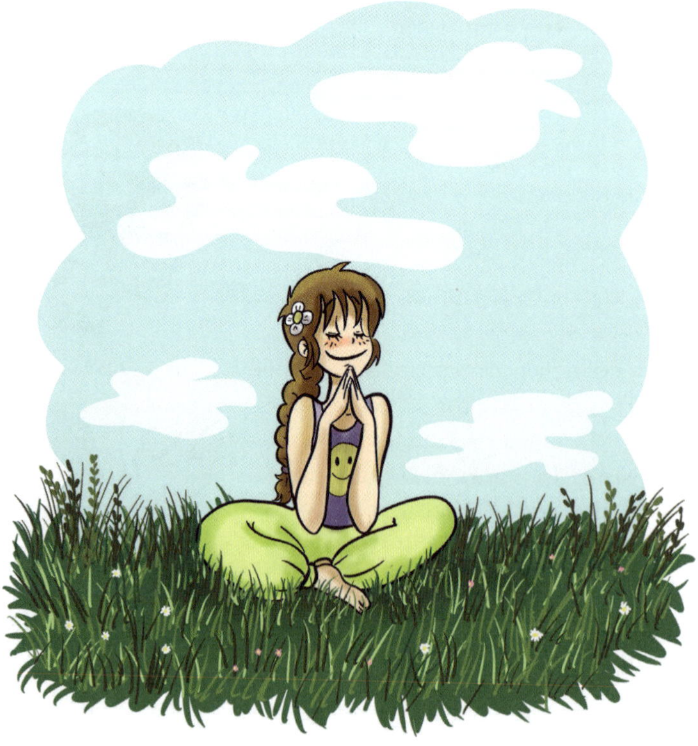

14 – Sérénité au quotidien

Les mots cachés qui font du bien

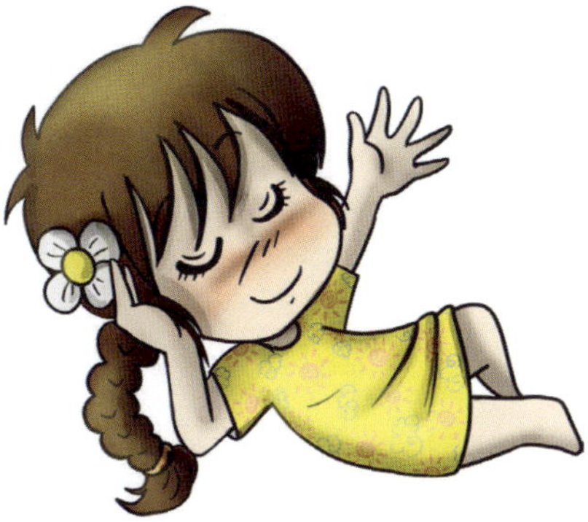

MÉDITATION | GRATITUDE | BALADE | COLORIAGE | LECTURE | DANSER

CUISINER | BAIN | YOGA | RESPIRER | JARDINER | MUSIQUE

G	N	B	R	A	N	O	R	B	A	L	A	D	E
A	R	T	D	S	Y	W	W	E	Q	W	W	G	O
R	D	A	B	Z	O	C	U	I	S	I	N	E	R
H	P	W	T	T	G	T	D	P	H	U	B	U	U
R	T	I	L	I	A	Z	H	A	W	M	A	R	I
E	C	J	K	N	T	B	Z	N	N	J	I	A	F
S	O	A	H	Y	Q	U	X	X	L	S	N	Z	Y
P	L	R	J	J	O	S	D	D	E	E	E	L	V
I	O	D	J	J	D	T	K	E	C	D	E	R	N
R	R	I	M	E	D	I	T	A	T	I	O	N	C
E	I	N	B	L	P	R	N	U	U	G	J	W	A
R	A	E	B	U	I	F	S	P	R	P	U	I	Y
J	G	R	W	I	O	B	Q	Q	E	L	D	J	X
D	E	C	Y	M	U	S	I	Q	U	E	X	X	C

15 – Le système cardio-vasculaire

Mon cœur émotionnel

Quelques astuces de naturopathie que je peux mettre en place pour m'accompagner :

- Me masser le sternum avec de l'huile essentielle de mélisse.
- Prendre de l'aubépine en gemmothérapie.
- Pratiquer le yoga, notamment les postures inversées.
- Faire des exercices de cohérence cardiaque.

16– La pharmacie naturelle de l'été

Qui suis-je ? Spécial plantes !

1. L'aloe vera.
2. L'angélique officinale.
3. L'arnica.
4. La camomille.
5. Le curcuma.
6. Le gingko.
7. Le framboisier.
8. L'hysope.
9. Le millepertuis perforé.
10. Le pissenlit.

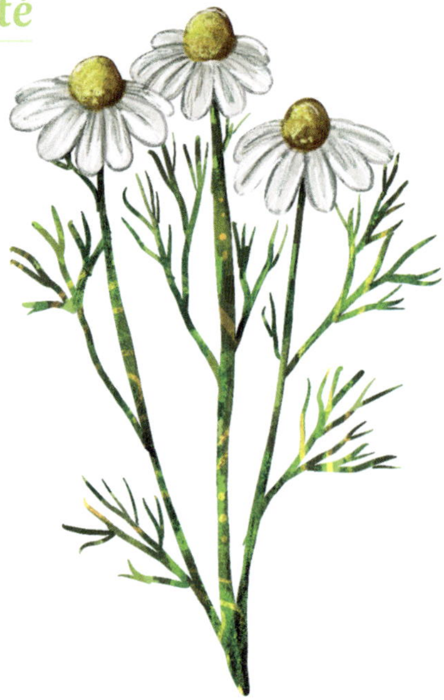

17 – Le bronzage au naturel

Jeu à relier : les huiles végétales de l'été

L'huile de carotte → Riche en bêta-carotène et en vitamines, elle aide votre corps à lutter contre les rayons ultraviolets et prolonge le bronzage naturel.

L'huile de macadamia → Pénètre sans laisser de film gras et contribue à restructurer l'épiderme.

L'huile de noyaux d'abricot → Naturellement riche en sels minéraux et en vitamine A, elle nourrit intensément les peaux sensibilisées par le soleil.

L'huile de coco → Elle enlève les cellules mortes présentes sur la peau et hydrate en profondeur les zones sèches et sensibles du corps. On évitera de l'appliquer sur le visage, elle est comédogène.

Le monoï → Obtenue grâce à la macération de fleurs de tiaré dans l'huile de coprah extraite de la noix de coco, cette huile aide à prolonger le bronzage et donne cet aspect satiné à la peau.

Bibliographie

DR BACH (Edward), *La Guérison par les fleurs*, Le Courrier du Livre, Paris, 2010, 124 p.
CASAMAYOU (Annie), *Mon cahier yoga détox*, Solar éditions, Paris, 2019, 95 p.
DR DONADIEU (Yves), *Votre santé au quotidien, ma pharmacie naturelle*, Laffont, Paris, 2005, 394 p.
FRANCO (Victor), *Mességué m'a dit ... son secret, ses recettes*, Presses Pocket, Paris, 1979, 342 p.
GHESQUIÈRE (Anne), *Mes 7 jours happy détox*, Eyrolles, Paris, 2018, 197 p.
DR HOUDRET (Jean-Claude), *Bien se soigner par les plantes*, Pocket, Paris, 2007, 636 p.
DR LI (Qing), *Shinrin-Yoku, comment la forêt nous soigne*, Pocket, Paris, 2018, 319 p.
DE LOMAS (Pascale), *Du temps pour soi, du bonheur pour les autres*, Flammarion, Paris, 2012, 219 p.
MAZELIN-SALVI (Flavia), PIGANI (Erik), *Bien-être zen au quotidien*, Le livre de poche, Paris, 2007, 219 p.
MERET (Anne-Claire), NARBONI (Anne-Marie), *La Naturopathie pour les nuls*, First éditions, Paris, 2020, 380 p.
MORO-BURONZO (Alessandra), *Les Méthodes douces qui soignent*, Alpen éditions, Monaco, 2014, 136 p.
DR PASSEBECQ (André), *Traitements naturels des affections circulatoires*, Éditions Dangles, St-Jean-de-Braye, 1993, 205 p.
PERRON (Séverine), WENCKER (Laura), *Alchimie végétale : initiation à la sagesse des plantes, rituels & préparations, Hoëbeke*, Paris, 2019, 184 p.
UHL (Thomas), *Et si je mettais mes intestins au repos, le jeûne, la monodiète, la détox*, Pocket, Paris, 279 p.

Derrière ce cahier

À propos de l'auteure :

Aurélie Salvador est passionnée par les plantes et la santé au naturel depuis l'enfance.
Elle décide d'en faire son métier afin d'accompagner les personnes vers leur plein potentiel à partir de 2012, année d'obtention de son diplôme en kinésiologie, puis en naturopathie. Elle se forme également à différentes techniques de soins énergétiques, ainsi qu'aux massages bien-être.
Elle consulte en présentiel à son cabinet dans le Sud de la France, et en visioconférence également.
Particulièrement sensible à la santé féminine, elle est l'auteure des livres *Guide pratique de l'endogirl* et *Endométriose, ma cuisine bienfaisante et naturelle* aux éditions Améthyste.
Rédactrice en santé naturelle, vous pouvez retrouver ses chroniques dans divers magazines ou encore la rencontrer lors d'ateliers ou conférences.

Crédits iconographiques :

Les illustrations ont été réalisées par Stéphanie Gras, secondée par Julie Bonsignori.

Les quelques illustrations suivantes viennent de :

Shutterstock : Geanine87 (p. 22-24 et p. 80, 83-84), MarianaK (p. 37).

Les habillages proviennent d'iStock et de Shutterstock. Ci-après les artistes :

iStock : StarLineArts, Insh1na, Liana Monica Bordei, MsMoloko, Oksana Ermak, Dahabian, JoeLena, ok-sana, Mellok, Roberto Scandola, Vectorig, SpicyTruffel, WA$$UP!!!, Marina Tikhoplav, Oleksandr Pupko, AdiniMalibuBarbie, bettafish, NatuskaDPI, JoeLena, vectortatu, Roberto Scandola, Gastonbolivario, S-E-R-G-O, Anna Erastova.

Shutterstock : EVKA.

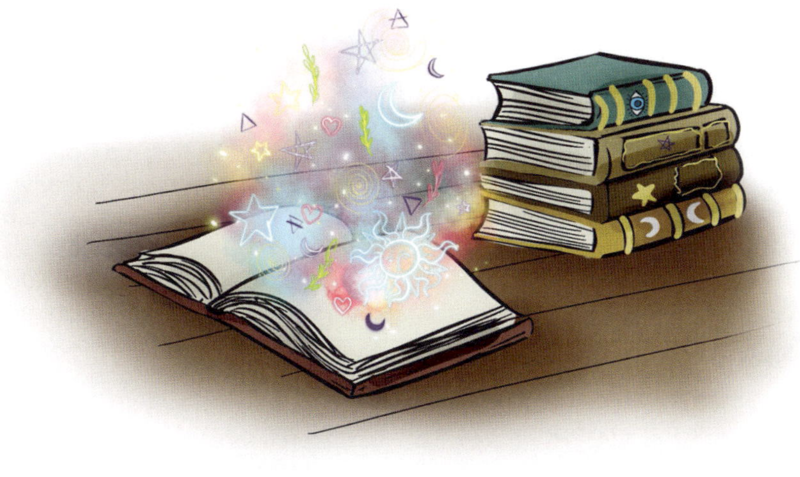

Dans la même collection

Broché 17 x 24 – Illustrations couleurs – 9,95 €

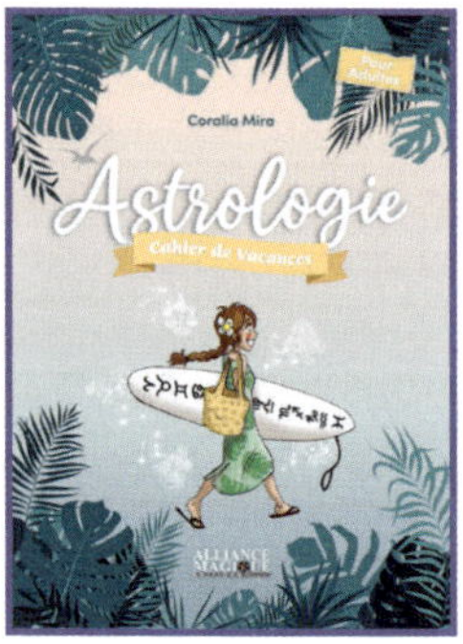

Astrologie, Coralia Mira

Avec ce cahier, plongez au cœur de l'astrologie prédictive à travers des leçons et des jeux amusants qui vous permettront d'entrer en toute sérénité dans l'observation du ciel et la lecture des présages. Vous verrez que cette astrologie, bien plus épurée que l'astrologie moderne, est redoutablement efficace !

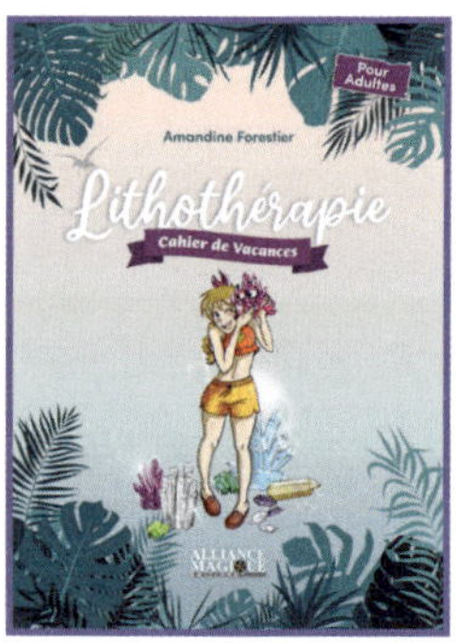

Lithothérapie, Amandine Forestier

Les pierres sont de superbes alliées ! Elles apportent des énergies fabuleuses, aident à avancer dans la vie, à être alignés, redynamisent les intérieurs et nous font briller de mille feux quand elles sont à notre cou. N'allez cependant pas croire que vous savez tout d'elles !

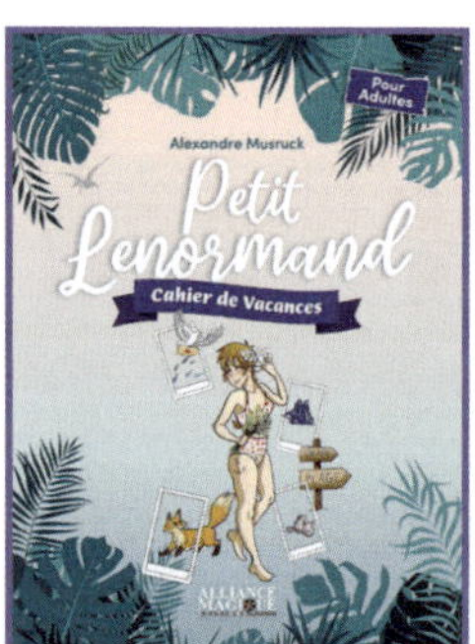

Petit Lenormand, Alexandre Musruck

Saviez-vous que mademoiselle Lenormand, qui donne son nom au jeu, ne l'avait ni inventé ni même utilisé ? Non ? Et bien ce cahier est fait pour vous ! Et si vous le saviez déjà, il regorge de quiz et de jeux pour tester et approfondir vos connaissances !

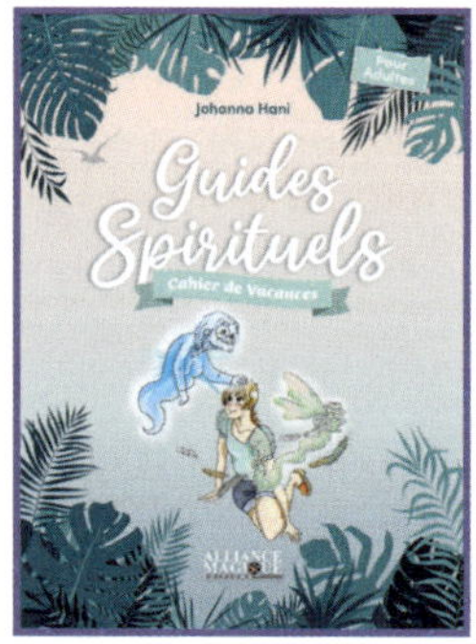

Guides Spirituels, Johanna Hani

Nos guides influencent nos vies : lorsque nous nous interrogeons sur un sujet et que soudain une idée jaillit, répondant parfaitement à nos attentes, nous le leur devons souvent… Mais saviez-vous que nous avons plusieurs guides, de différentes sortes ?

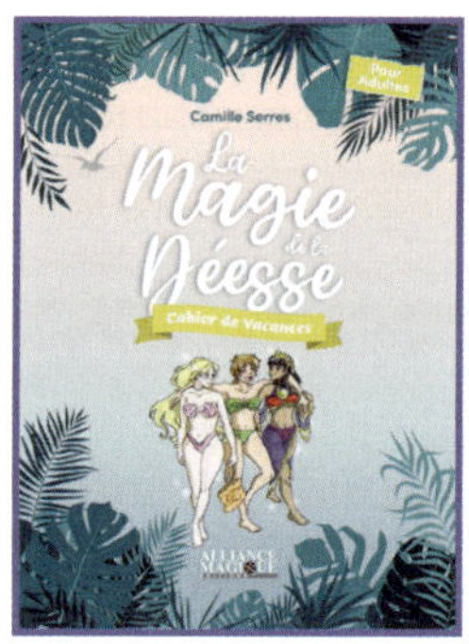

La Magie de la Déesse, Camille Serres

Le divin et la magie sont partout. Saviez-vous par exemple que les fontaines portant le nom d'une sainte étaient auparavant dédiées à des déesses païennes ? Brocéliande n'était-elle pas connue pour ses habitants enchantés ? Que diriez-vous de partir à la découverte du divin de la nature ?

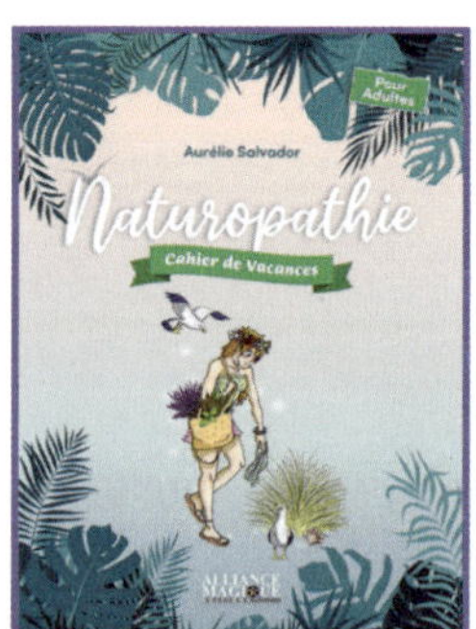

Naturopathie, Aurélie Salvador

La naturopathie est un art de vivre dont le but est le maintien de la santé et la prévention des maladies.
Ce cahier vous offre l'opportunité de mieux connaître votre corps, son fonctionnement et ce qui lui convient. Les exercices et jeux vous poussent à assimiler les principes de la naturopathie.

Dans la même collection

Broché 17 x 24 – Illustrations couleurs – 9,95 €

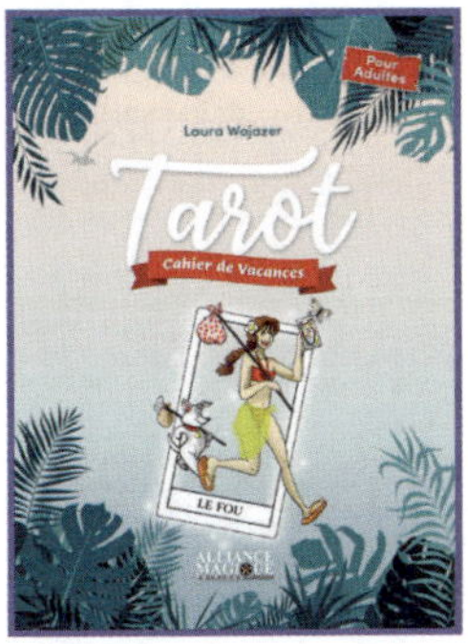

Tarot, Laura Wojazer

Et si vous décidiez d'embarquer pour un fabuleux voyage au pays du Tarot ? Ici, nous aborderons les cartes en tant que compagnes de route pour un voyage à travers soi. Et pour que cela résonne en vous, nous l'analyserons sous l'angle de la pop culture. Telle est la magie du Tarot : il résonne pour chaque lecteur à travers les siècles.

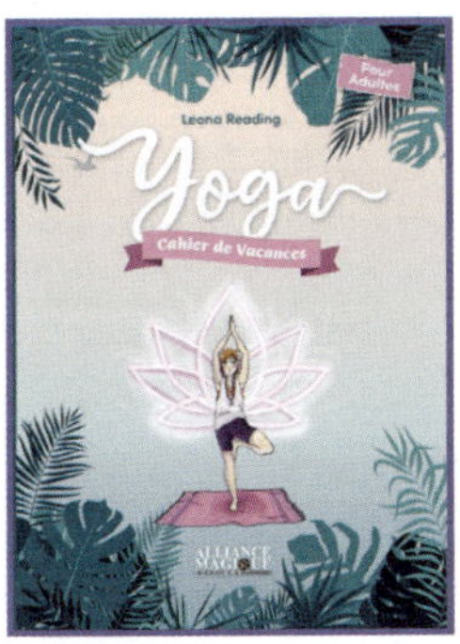

Yoga, Leona Reading

Ce cahier donne des clés pour vivre le yoga en se reconnectant à ses piliers et découvrir des lignes directrices pour donner un sens profond à sa vie. Travailler à travers les pratiques de l'esprit et du corps est un cheminement qui accompagne vers le *samadhi* (état de conscience éclairé), qui permet d'expérimenter le vrai soi.

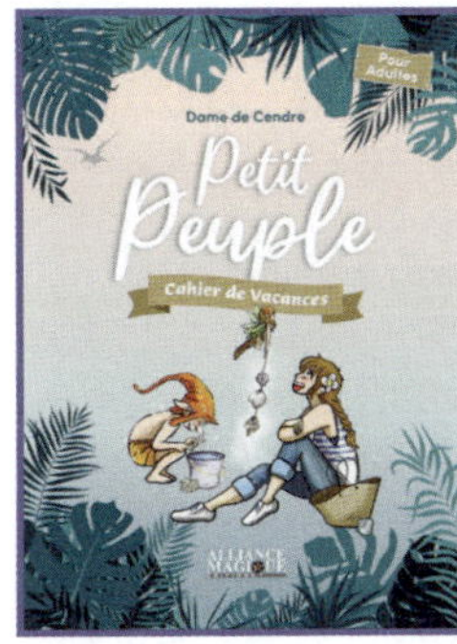

Petit Peuple, La Dame de Cendre

Que vous passiez les vacances en bord de mer, dans les montagnes ou à proximité d'une forêt, laissez ce cahier vous guider sur les routes tortueuses et fabuleuses qui mènent au Petit Peuple ! Mais n'oubliez pas qu'il ne faut pas remercier ces Bonnes Gens-là ! Pourquoi ? Ouvrez les pages de ce cahier et vous saurez tout, ou presque, sur le peuple féerique !

ALLIANCE MAGIQUE
EDITIONS

alliance-magique.com @alliancemagique